现代护理英语教学探索与实践

韩小燕　编著

中国纺织出版社有限公司

内 容 提 要

本书深入剖析了现代护理英语教学模式的应用实践，包括活动教学模式、操作教学模式、体验学习教学模式、合作学习教学模式、研究性教学模式以及开发性教学模式。书中对产教融合教学模式进行了深入探讨，从教材与课程建设、第二课堂建设、实训基地建设到师资队伍建设等多个维度，为护理英语的产教融合提供了全面的实践路径。本书也探索了"互联网＋"在现代护理英语教学中的应用，分析了其可行性、优化整合策略及实践路径，为护理英语教学的现代化转型和创新发展提供了新的思路和解决方案。

图书在版编目（CIP）数据

现代护理英语教学探索与实践 / 韩小燕编著 . -- 北京：中国纺织出版社有限公司，2023.7
ISBN 978-7-5229-0775-8

Ⅰ.①现…　Ⅱ.①韩…　Ⅲ.①护理学—英语—教学研究－医学院校　Ⅳ.①R47

中国国家版本馆 CIP 数据核字（2023）第 135614 号

责任编辑：张　宏　　责任校对：寇晨晨　　责任印制：储志伟

中国纺织出版社有限公司出版发行
地址：北京市朝阳区百子湾东里 A407 号楼　邮政编码：100124
销售电话：010—67004422　传真：010—87155801
http://www.c-textilep.com
中国纺织出版社天猫旗舰店
官方微博 http://weibo.com/2119887771
天津千鹤文化传播有限公司印刷　　各地新华书店经销
2023 年 6 月第 1 版第 1 次印刷
开本：710×1000　1/16　印张：5.75
字数：88 千字　定价：98.00 元

前　言

在进行专业英语教学模式下的护理专业英语教学研究之前，我们首先需要了解高职英语教学的一些共性问题。就像汉语一样，英语也是一种语言，是一种人类之间交流的工具，是一种国际通用语言，学好英语的重要性不言而喻。

语言是社会实践的产物，一名教师要把外语教好，必须与实践紧密结合，才能激发学生的学习兴趣，提高学生实际运用语言的能力。外语教学的最终目的是使学生具备良好的外语实践能力。作为一名教师，都渴望在教法上开拓出一条新路，从有法到无法再到新法完成飞跃和进步。如果教师能够做到化定法为新法，循法而不拘泥于法，寓法于无法之中，那么他的教学才能达到运用自如、炉火纯青的境界，才能达到独具风格的阶段。

英语教学的根本目的是培养学生运用英语进行交际的能力，这是英语教学的出发点和归宿，也是我们英语教学的总体理念。高校英语教学是以英语语言知识与应用技能、学习策略和跨文化交际为主要内容，以外语教学理论为指导，集多种教学模式和教学手段为一体的教学体系。高校英语教学目标是培养学生的英语综合应用能力，特别是听说能力，使他们在今后工作和社会交往中能用英语有效地进行口头和书面的信息交流。同时，增强其自主学习能力，提高综合文化素养，以适应我国社会发展和国际交流的需要。结合护理英语教学的实际，确定护理英语教学改革的目标为：以英语语言知识与应用技能、学习策略和跨文化交际为主要教学内容，以外语教学理论为指导，以计算机技术和网络为媒介，以现代化教育技术为手段，培养学生的英语综合应用能力，特别是听说能力，使他们在今后工作和社会交往中能用英语有效地进行口头和书面的信息交流，同时，增强其自主学习能力，提高综合文化素养，以适应我国社会发展和国际交流的需要。

　　此外，高校护理英语教学期间，对学生学习情况进行评价，不仅要评价学生对于学习的表象态度，还应该试图从表象当中了解学生的内在变化情况，然后分析其中的原因，实现学生评价的客观化，让每位学生都可以更好地了解自己，正确认识以及评价自己，让学生可以树立信心，充分发挥潜能，实现自我完善及自我发展。与此同时，高校护理英语教学评价还应该兼顾个体化差异，真正突出学习主体所具有的人格特征，实现过程以及结果两者的有机结合，更好地对学生进行科学评价。在实际评价期间，高校护理英语教师需要结合学生的日常课堂表现以及理论知识掌握水平等进行评价，采用自评、师评以及互评等多种方式，增强评价结果的综合性。此外，高校护理英语教师还必须要强调个体差异，针对英语基础本来就不太好及受自身身体条件限制的学生，需要给予关怀，帮助他们树立起学习的信心，有效克服挫折以及因此带来的挫败感，让每位学生都可以正确认识英语，真正体会英语学习带来的积极作用。

韩小燕

2023 年 5 月

目　录

第一章　护理英语教学概述

第一节　护理英语教学概念

教学作为人才培养的特有方式，由教和学所组成，借助教学活动，教师可以有目的、有计划地对学生进行积极引导，从而确保学生能够自觉地学习，快速掌握所学文化科学知识以及基本技能，最终实现学生多方面发展，促使每个学生都能够成为社会所需人才。

高校护理英语教师必须积极转变教学思想，促进教学方法创新，并结合学生特点因材施教，最大限度地提高学生的语言应用能力，致力于英语应用型高素质人才培养，增强学生的语言交流水平，确保毕业生快速适应社会需要。人本主义理论、建构主义理论及多元智力理论属于高校护理英语教育的重要学习理论，并引进了英国 NVQ 评价体系、德国行动体系以及加拿大能力本位理论等。对于提升教学质量来说，要求高校教育积极推行应用劳动和实践相结合的模式，将工学结合作为重要切入点，大力促进人才培养模式创新，最大限度地带动专业调整，有效引导课程设置改革以及教学方法优化。高校人才培养模式的关键环节包括实验、实训以及实习，并高度重视过程的实践性及开放性，突出高校教育的专业性，实现教学手段的教、学、做一体，不断提升学生的综合能力。此外，高校课程教学内容必须与技术领域以及相关职业岗位要求相适应，促进应用型人才培养。就高校课堂教学任务而言，应该结合未来可能会从事的职业，在实践教学平台的辅助下，了解未来岗位要求，并进行所需知识以及技能训练，争取"零距离"上岗。高校护理英语教学应严格遵循工学结合以及校企合作的原则，在实施新型人才培养模式的基础上突出职业教育特色，全面提升学生素质水平，为学生就业奠定坚实基础。随着教育事业的发展，英语教学更倾向于以"服务区域经济发展、服务学校专业建设、服务学生发展"为主要宗旨，在教学理论方面依旧延续丰富期的各类教学理论，如外语教学者和研究者综合分析前一时期的理论，取其所长，探索并创造出我国高校护理英语特有的教学之路。同时，全国各类专业或者行业英语教学快速兴起，而基础英语教学的比例大幅度降低。随着《国家中长期教育改革和发展规划纲要》的出台，职业教育的突出地位再次被强调，"职业教育的根本目的是让人学会技能和本领。职业教育是面向人的教育，是面向整个社会的教育"。同时，这一文件的出台也对教育国际化和信息化提出了新的要求，即"加强国际交流与合作、引进优质教育资源和提高交流合作水平"，以及"加快教育信息基础设施建设、加强优质教育资源开发与应用和构建国家教育管理信息系统"等。

在高校护理英语教学实用性改革背景下，高校护理英语更重视学生听说能力提升，从而使学生面临更大挑战。具体来说，高校护理英语给予学生更多"说"的机会，这样会增加学生英语课堂学习的紧张感。特别是英语基础相对薄弱的学生，难以在较短时间内有效适应教学节奏，甚至部分学生会消极应对，出现上课玩手机以及睡觉等不良现象。此外，很多高校坚持就业为导向教学原则，非常注重学生的专业课学习，忽视基础课学习，基础课课时被缩减。这样一来，英语课时少了，则学生重视度也会降低。从学生角度出发，有的学生认为高校教育目的就在于就业，所有学习活动都必须紧紧围绕就业，基础课程重要性远远低于专业课程，最终导致学生缺乏英语学习动机。即便一些学生比较重视英语课程学习，但是因课堂气氛较为沉闷，再加上教材脱离实际，存在教法落后等问题，最终丧失兴趣。

高校护理英语教师队伍建设过程中，青黄不接的现象尤其明显，主要表现为大批教学教研经验相对丰富的教师逐渐退出一线，而且科研成绩良好的骨干教师数量不足，再加上青年教师队伍教学水平不足以及稳定性差，最终导致高校护理英语师资队伍发展不够理想。具体来说，教师学历结构层面，硕士以上学历教师比例不够高，拥有博士学位的更低；职称结构层面，拥有教授职称的教师凤毛麟角，副教授比例也不大，而且讲师与助教教师年龄相对较小；年龄结构层面，高级职称教师存在非常严重的老龄化问题，呈现"两头重"的局面，科研成绩突出的教师比例低，教学科研梯队很难顺利形成。

在高校扩招的大背景下，学生数量呈现上升趋势，然而英语教师增长速度却相对慢，从而导致英语教师工作量增加。如果高校护理英语教师长期超负荷工作，则知识更新时间就会被剥夺，日常课务已经明显力不从心了，就更难花时间和精力进行科学研究了。

排除工作负荷大这个因素，高校护理英语教师学历层次不高以及教学方式陈旧等因素也制约着教研发展。从某种程度上讲，高校护理英语师资队伍存在不同程度的学历层次不高问题，尽管近几年来，教师在职硕士进修大力推进，然而学历层次较低以及水平能力不能胜任快速发展的教学需要的问题仍存在。此外，部分高校护理英语教师教育观念存在偏差，不能正确认知高校护理英语教学特征，教育理论积累程度也远远不够，还存在教学手段单一的问题，采取"一言堂"方式，使课堂气氛非常压抑，难以激发学生学习兴趣，造成教学满意度相对较低，效果不佳。

实际上，中国教育长期受"三个中心"思想影响。目前，高校护理英语教学已经引入了一些多媒体网络资源，然而英语课堂仍然存在教师一味"灌输"的问题，学生往往扮演被动"接收者"的角色，师生互动大多数情况下会流于形式，实际效果不佳。高校护理英语教师授课期间，更重视理论知识讲授，借助多媒体发挥板书作用，然而其他现代教学手段却不能得到广泛应用，发挥的作用不大，且课堂活动开展少，不能为学生提供大量操练口语机会，不利于学生应用能力的提升。当一堂高校护理英语课上完之后，会出现教师讲得吃力以及学生听得费力的不良现象，英语学习效率低下。现阶段，学生在英语水平方面是参差不齐的，但是英语教师却不能对学生实施分类指导，最终造成同一教学方法下英语基础好的学有余力，而英语基础差的跟不上授课进度，长此以往，英语畏难情绪不断增长。上述两种情况都不利于学生英语学习兴趣培养，甚至还会加重师生对立情绪，严重影响高校护理英语教学效果。

在传统滞后观念影响下，高校护理英语教学模式存在一定弊端，比如，教学模式呆板以及灵活性差等，教学模式创新性严重不足。就高校护理英语教学方式而言，英语教师采取"灌输式"教学，导致学生只能被动接受，严重缺乏师生互动；就教学内容而言，英语教师往往只选择自认为有价值的知识教学，而不考虑英语知识的实际应用效果，也不考虑学生的感兴趣程度。在整个教学过程中，高校护理英语教师对学生是绝对控制的，不利于学生主观能动性顺利发挥，更难以调动学生积极性。从某种程度上讲，采用传统教学模式进行英语教学，最终培养出来的学生会过于依赖教师，语言应用能力较差，不利于毕业后的岗位适应。

评价主要是为了便于决策，广泛收集课程动态数据、效果数据以及认可度数据等。从某种程度上讲，教学评价贯穿于学生学习全过程中，不仅包括不同形式的教学测试，而且包括学生行为表现评价。与此同时，新型教学评价还应该包括自我评价以及同学间互评，从而更好地提升教学评价的科学性。长期以来，高校护理英语主要教学评价形式是简单的教学测试，教师一般会将期中测试以及期末测试结果作为主要评价标准，学生平时行为表现仅仅占据20%左右的比例。整个英语教学评价体系以考查学生知识掌握情况为主，存在忽视学习态度评价、学习策略评价以及情感因素评价等问题。此外，传统高校护理英语教学评价更注重学习结果评价，忽视过程评价，难以对学生学习整个过程进行有效评价，是非常偏面的。尽管平时行为评价结果也占据一定比重，但是分数评价标准不够严格，大多数英语教师会依据自己的主观印象来打分，可信度相对较低。从英语教学评价对象上进行分析，大多数情况下是任课教师评价，而学生则处于消极被动地位，不能积极参与到评价活动中，忽视学生的主体性，不利于学生自主能力的培养。

部分英语教师不重视评价结果分析，仅仅是简单统计分析，包括试卷分析以及学习情况分析等，不能给予学生及时有效的评价反馈。期中考试过后，学生往往只知道分数，却不知道具体做错的地方，难以依据考试结果进行查漏补缺，进而合理调整优化学习方法。对于教师来说，当成绩公布后，不能够加强与学生的及时交流，进而难以获知反馈情况，就不能结合学生需求改善教学方法，不利于教学评价激励作用发挥，最终影响教学效果。

目前，我国高校护理英语在实际教学中存在诸多问题，情况不容乐观。具体来说，问题主要体现在以下几个方面：首先，学生生源复杂，基础较差，课程重视程度不够，学习动机相对较弱；其次，师资结构失衡，存在负荷超量工作现象，不利于教学教研能力增强；再次，教学方法相对传统，仍然坚持以教师为中心的原则，学生只是被动接受所学的新知识，而且教学模式也不够丰富，难以调动学习积极性，最终培养出来的学生很难适应现代社会发展要求；最后，评价体系缺乏科学性，过于注重学习结果评价，而忽视过程评价，难以发挥教学评价应有的激励作用以及反馈作用。

综上所述，高校护理英语教学存在一味灌输知识以及强化训练的问题，实际教学方法过于简单粗糙，且师生互动性差。基于此，高校护理英语教学的相关工作人员必须积极整合现有资源，改进教学方法，探索先进教学模式，从根本上提升教学水平。

第二节　护理英语教学特点

一、教学目标导向性

就高校护理英语教学目的而言，主要是使学生熟练掌握英语基础知识以及技能，凭借词典可以顺利阅读和翻译业务资料，能够完成简单的涉外交际口头交流以及书面交流，具备较强的听、说、读、写能力，从而为今后步入社会奠定坚实基础。此外，高校护理英语教学还必须重视学生就业实践能力的提升，在加强语言基础知识学习的基础上，注重实践学习，提升英语学习效率。

（一）规范准确的书面表达

从某种程度上讲，文字层面的书面表达在整个英语学习应用期间发挥着非常关键的作用。比如，在涉外工作中，要求准备一定的英语书面材料，并做到格式规范以及用语准确，可以准确表达意义内涵。

（二）流畅熟练的口语沟通

高校教育中的某些专业要求学生能够与外国人进行流畅沟通，包括涉外导游专业以及对外贸易专业等，这些专业口语能力要求较高。实际上，若其他专业学生能够具备一定的口语能力，则同样可以应不时之需。

（三）准确无误的专业资料翻译

人们在日常工作中若是遇到外国进口器材，则往往要求正确翻译外文说明资料。同样，对外商务谈判期间也需要准确阅读英文资料，学生掌握一定的英语词汇量与语法知识是非常必要的，若是涉及专业性相对较强的行业，还必须掌握一定的专业术语。

二、教学内容实用性

高等教育主要是培养专业技术人才。相对于普通学校教育，高等教育更重视实用性，强调实践技能以及工作能力。因此，高校护理英语教学也必须突出实用性，结合就业岗位，科学设置英语教学内容，充分满足学生需要，教授学生知识应用方法，提升其综合应用能力，而不是一味地进行理论知识灌输。就教学内容而言，高校护理英语相比其他专业更强调听说能力的培养。

第三节　护理英语教学现有条件与发展

一、护理英语教学现有条件

（一）政策条件

实际上，教学改革之所以能够顺利开展，一个非常关键的因素就在于科学化的政策引导，高校护理英语也不例外。为了有效提升高校护理英语改革水平，学校必须要出台相关的政策法规，做到有章可循。

首先，学院领导必须正确认识高校护理英语发挥的积极作用，在增加专业课课时的过程中增强英语教学的实用性，不能够错误地认为英语课时减少了则作用就减弱了，而是要制定相关的政策鼓励教师进行教学改革。

其次，充分体现教师在整个英语教学改革期间发挥的真正价值。为了提升高校护理英语教师的综合素质，学院需组织教师定期培训，在政策支持下，实现培训时间与工作量的折合统一，将培训结果纳入工作量考核中，指导高校教师自主学习，并积极参与到培训学习中。

最后，增强高校护理英语与其他专业课程的融合度。具体来说，学院可以采取分层教学模式，按照学生入校时间的差异性划分学生类别，然后设置不同学分，正确分析学生在英语基础上的差异性，并选择合理的英语考核方式充分调动其积极性。

（二）师资条件

教师属于高校护理英语教学的重要实施者，随着教育模式改革，高校护理英语教师在教学实践中面临巨大的挑战。

第一，英语教师应培养自身职业素养。打破传统教学模式的桎梏，树立新理念，意识到英语教学需强调应用性以及实用性，确保高校护理英语教学是为就业服务的。与此同时，高校护理英语教师应该立足本专业，加大科研力度，积极探索新型教学模式，明确教育方向，增强自身知识探究能力。

第二，英语教师必须增强自身业务能力。高校护理英语教师不仅要重视本专业课程探究，而且要对教学内容进行完善，丰富教学知识点。具体来说，英语教师应该充分了解所教课程的系统化体系，然后寻找专业课以及英语课程两者的连接点，从英语学习需求出发，明确切合点。此外，英语教师还应该与时俱进，时刻关注专业发展前沿，对教学方法进行不断改进，并有效完善教学模块，从根本上增强业务能力，促使学生深刻理解所学知识点。

（三）高校护理英语课程改革的实施

1.课程教学改革实践

（1）实施分层化英语教学。首先，英语教师需要分析不同专业对于英语应用能力的差异化要求，然后合理选择英语教材。其次，高校护理英语教师需要重视分阶段以及分方向开展英语教学。从某种程度上讲，高校护理英语课程具有一定的公共基础特性，所以第一学期就实施分层教学，难度是非常大的。大力开发应用特色化高校护理英语教材，促进学生综合能力培养。

（2）开展"理实一体化"英语教学。首先，对理论教学以及实训教学两者所占的比重进行优化调整。实际上，传统高校护理英语过于注重基础性语言知识教学，存在理论教学课时比重大以及实训教学课时小的问题，即便设置了英语能力训练课时，则也往往忽视职业英语能力培养。因此，在高校护理英语改革期间，教师必须要重视"职教性"价值体现，在英语课程中适当削减基础理论教学比重，高度重视综合能力培养，从学生专业性出发适当补充一些职场行业知识。与此同时，高校护理英语教师还应该加大实训教比重，强化职业能力训练，综合提高学生职业英语水平；其次，加强英语实训教学，有效引入"职场"这一专业概念。教学实践中，教师应该将典型任务作为英语实训项目。此外，高校护理英语教师在实际教学中必须坚持以工作过程为导向原则。

（3）优化教学方法与教学评价。首先，对英语教学方法进行整合和优化。一般情况下，传统教学方法坚持知识导向原则，采用讲授式以及示范式教学模式。随着现代教育事业的快速发展，高校人才培养方向发生改变，教学方法也逐渐向职业导向转变，高校护理英语教师应该积极探索新型商务场景教学模式与职业情境教学模式，也可以适当引入目前比较提倡的案例教学模式与"引导文"教学模式等，结合具体单元主题以及学生专业进行区分教学，实现多种教学法的相互穿插，借助多媒体课件以及光盘等实施网络课堂教学，合理设计典型的教学情境。就高校护理英语课堂教学内容设计而言，不应该仅仅局限于课本，必须走出课本以及走进职业，将学生职业群作为教学背景，加强学生职业能力训练提升；其次，强化评价方式改革，引入多元化方式，对常规课程评价方式进行改进，转变平时考勤与期末考试结合的方式，大胆尝试以学生为本的教学评价模式，实现形成性评价以及终结性评价两者的结合，做到理论与实践相统一，兼顾笔试与口试。对于英语课程考核来说，一般包括三个组成部分，分别是平时成绩考核、理论知识考核以及口语考核，并合理设置三者所占比重。期末成绩考核往往采取笔试闭卷形式，综合考核学生听读写译能力，并专门设置考核项目对口语能力进行评价。

2.改革中需注意的问题

（1）高校教育不仅要体现高教性特点，而且要体现职教性特点。但是，在高校教育快速发展的背景下，职教性特点得到了充分发挥，而高教性特点却逐渐被忽视了。有的高校学校过于注重实训教学，对一些理论课程课时进行了过度削减，这样容易造成实训教学表象化，不利于高校教育稳定健康发展。此外，高校护理英语教学期间，若教师过于重视能力本位，则高校护理英语教育容易与社会英语培训混为一谈，不利于学生后续发展潜力激发，未来社会人才市场是不欢迎这样的人才的。基于此，高校护理英语教学必须要兼顾职业能力培养以及综合素质提高，凸显高校护理英语的真正价值。

（2）"双师型"高校护理英语师资队伍建设期间，教师职业进修是非常关键的，直接关系到教学质量水平的高低。高校护理英语教师必须兼顾过硬的语言能力以及丰富的实践经验，这样才有助于高校护理英语教学。具体来说，师资队伍建设期间，学校可以邀请企业骨干开展专题讲座，进行校内汇报指导，也可以借助进修培训以及到企业见习等培训学习方式，在一定程度上增强自身知识储备，并更新知识体系，学校应鼓励教师亲自到企业学习，重视职业资格考试，对教师知识结构进行优化调整，从根本上丰富教师经验，使每个高校护理英语教师素质水平都能大大提升。

二、高校护理英语教学的发展变化

（一）高校护理英语教学环境的发展变化

1.物理环境变化

高校护理英语教育的目的在于确保每位学生都能熟练掌握基本的英语理论知识以及相关基本技能，最大限度培养学生听、说、读、写、译能力，保证每个学生都能在词典的帮助下顺利翻译业务资料。对于涉外交际专业学生来说，必须掌握简单的口头交流语言与书面交流语言，从而更好地应对日常业务往来活动，为英语交际能力培养奠定坚实基础。

总之，高校护理英语应该坚持实用为主以及应用为目的的原则。根据相关研究结果显示，实践应用与环境息息相关，这就要求高校护理英语教学环境必须要进行改变，有效改善传统刻板化教学环境，最大限度地满足现代化人才培养需要。在良好高校护理英语教学环境创设期间，教师必须要重视学生交流欲望激发，可以通过改进教室设施、重新安排学生座位以及引进多媒体教学资源等优化教学环境。

（1）教室建设。根据语言教学特点可知，高校护理英语最理想化的教学模式为小班授课模式。具体来说，小班授课中，教室不能过大。在传统英语教学中，一个常见的现象就是近百名学生同处在一个教室中，这些就难以发挥师生互动作用。基于此，高校护理英语课堂教学的教室应该是大小适宜的，且保持干净整洁，做到光线适宜以及通风良好，为学生创造良好的教室环境。

（2）座位安排。对于一些高校来说，在英语教学中依然采用传统的"秧田式"桌椅摆放模式。相对来说，这种摆放模式是非常刻板的，容易忽视学生的主体地位，难以激发学生自主学习热情，也不利于学生自主管理，甚至还会妨碍师生间的互动交流。所以说，为了确保学生顺利参与到英语教学活动中，教师应该对座位安排方式进行完善，结合教学内容，并充分分析学生特点，转变固定不变的座位摆放形式，可以采用马蹄形以及圆形式等摆放形式，加强师生平等交流，实现两者多角度沟通，创建和谐师生关系，确保高校护理英语教学活动顺利开展。

（3）实现黑板与多媒体课件的结合。目前，黑板是高校护理英语教学的关键教学设施。作为高校护理英语教师，必须要充分发挥黑板的作用，从而更好地帮助学生记忆新知识。与此同时，高校护理英语教师还必须要认识到英语属于语言类学科，需要借助多媒体手段创设丰富的语言环境，并充分发挥学生的主体作用，在传统教学手段与现代教学手段融合应用的基础上，创设科学化教学环境，增强教学效果。

2.心理环境变化

（1）师生之间相互尊重。中国是有优良传统美德的国家，而尊敬师长就是众多传统美德中的一种。为了构建良好师生关系，必须将尊重作为关系处理的首要条件。从某种程度上讲，学生是独立个体，具有丰富的情感思想，师生平等相处是最基本的相处模式。因此，高校护理英语教师应从学生性格特点出发，尊重每位学生的人格尊严，争取获得每个学生的信任，进而增强学生的自觉性，促使其树立较强的自信心。

（2）师生之间相互欣赏。在某种程度上，一定的欣赏可以激发创造力，从而获得发自内心的动力源泉。基于此，高校护理英语教师必须要有一双善于发现的眼睛，及时发现学生的闪光点，学会欣赏学生，当学生获得进步的时候，应该做到不吝表扬，促使学生产生追求进步的良好愿望。此外，高校护理英语教师要想被学生真正接受，得到学生的欣赏，首要条件就是要理解学生心理，并不断增强自身能力，培养其综合素养，对自身知识结构进行及时优化升级，调整自身精神状态，从而实现知识以及心态上的合理转化。总之，要想提升高校护理英语课堂效果，必须做到师生相互欣赏，激发相互间的交流欲望，在知识传递中不断成长。

（3）师生之间构建和谐关系。实际上，高校护理英语教学期间，良好师生关系发挥着至关重要的作用，必须营造互敬互爱的教学氛围。就最佳教学关系而言，师生间的日常行为应该是协调的，而且相互间是存在内心互动的。陶行知曾说过，要想发挥创造力价值，则必须营造良好的民主环境，这样才能在理解的基础上解放创造力，达到创造力最佳峰值。作为高校护理英语教师，需要正确认识师生沟通的必要性，积极构建密切沟通渠道，形成亦师亦友关系，不仅要发挥知识传递所具有的平等性，而且要注重师生关系构建中的心理沟通，做到爱护每一位学生，并为每一位学生提供帮助，时刻关注学生迫切需要解决的问题，积极参与到学生日常生活以及学习中，尊重学生的不同想法，鼓励学生发表自己的观点。此外，高校护理英语教师还应该发现学生优点，采取多鼓励以及少批评的方式，给予学生更多展现自己的机会，搭建实现梦想的平台。

（二）高校护理英语教学本身的发展变化

1.向着能力培养转变

就高校护理英语教育目标而言，主要是培养语言应用能力。基于此，高校护理英语教师需要从综合应用能力培养出发，踏实做好教学工作，并尽可能地让学生深刻认识英语教学的整个过程。随着高新技术的不断开发和应用，社会对于人才的要求日益提升。高校护理英语教师必须紧跟时代潮流，致力于学生能力培养，真正将英语作为交际工具，重视实践教学。就教学方法而言，高校护理英语教师应结合人才培养方向，通过以下手段，增强教学效果。

（1）因材施教。高校护理英语教学对象是普通学生，并不是社会精英或者学优生。从学生整体水平上进行分析，远远低于精英教育。与此同时，学生生源相对复杂，且存在人数众多以及层次广的特点，教学范围也不断扩大，每所学校学生水平也存在较大差异。高校护理英语教学应该结合学生认知水平，设置差异化教育目标，并根据教学特点选择英语教材。

此外，高校护理英语教师还应该对所有教学对象进行整体估计，详细分析教学环境以及教学条件上的差异性。因高校护理英语教学对象存在成人所具体的学习特点，也就是说，理解力往往大于模仿力，且一般不满足于知道如何做。再加上英汉思维的差异，高校护理英语教学期间会出现一定的负迁移现象，要求教师学会对症下药，做到实事求是，结合高校护理英语教学原则，合理选择教学方法，并实现理论联系实际，不断在实践中积累经验，最终寻找可行性较强的方法，实施因人、因时以及因地教学，从根本上达到理想效果。

（2）教学环境差异决定教学方法不同。实际上，外语环境下以及母语环境下进行英语教学所达到的效果是不同的。具体来说，外语属于交际的重要工具，对于学习者来说，既要进行大量语言输入，又要进行外语信息输出。基于此，高校护理英语学习者就算不会系统化知识学习，也必须凭借模仿以及练习等手段学会语言应用技巧。处于母语学习环境的时候，要想提升英语学习效率，则必须在教学活动或者是交际活动中获取知识，并且还需要借助相关的语言知识点，不断理解语言形式，正确分析语言功能，甚至要在对比中发现两者的差异性，进而深刻感悟英语这门语言。基于此，高校护理英语教师必须联系文化背景，积极探索新型教学方法，为学生英语学习奠定坚实的基础。

2.教学理念向着"以学生为中心"转变

从某种程度上讲，英语教学任务在于"学"。根据科德（Corder）的观点可知，有效语言教学切忌违背自然过程，不能阻碍学习，在语言教学的帮助下，学习过程应该更加顺畅，发挥强有力的促进作用。

此外，学习者不应该过度适应教师或者是教材，而是让他们为学习者服务，从而提升学习者的实际学习效率。结合认知心理学理论，学习者可以将自身经验通过某种形式带入到学习过程中，从而发挥学习者的建构作用，更好地处理问题，真正体现学习者的地位。总之，高校护理英语教学期间，教师必须将"以学生为中心"作为广泛共识，并在该理念的指导下大大提升教学效率。

具体来说，语言是一种交流工具，要想熟练掌握，必须是学会的，并不是简单的教会，必须要求学生亲身实践，然后在实践中踏踏实实地积累学习，最终完全掌握交流技巧。实际上，英语语言学习相对其他学科学习具有一定的特殊性，主要表现在实践性很强这一方面。在学习语言的过程中，非常关键的一点就是要求学习者掌握语言交流方法。高校护理英语课堂教学中，教师必须对教学中心进行有效的转移，并认真组织教学活动，真正让学生来扮演"课堂主角"，在一定程度上突出学生在整个过程中的主人翁意识，积极引导其主动参与到教学活动中，能够进行有效的分组讨论以及分组练习对话等，激发辩论、表演以及演讲学习的热情，通过模拟讲课等教学活动活跃英语课堂气氛，使英语课堂发挥交际练习作用。此外，高校护理英语教学期间，要想有效培养学生应用能力，教师必须跳出传统框架桎梏，发挥自己的主导作用。

（1）帮助学生激发兴趣，调动积极性。面对高校护理英语学习，很多学生缺乏自信，错误地认为自己总是学不会，甚至还会埋怨自己笨以及看不起自己。基于此，高校护理英语教师必须坚持人性化教学原则，做到循循善诱，尽量给予学生鼓励和表扬，通过多种方式帮助学生进步，在课堂教学中应该常说"Yes"以及"Good"等鼓励语言，而尽量少用或不使用"No"以及"Wrong"等字眼，让学生对高校护理英语学习始终充满热情，使其真正接受英语学习这件事情。对于高校护理英语教学氛围来说，教师应该营造民主平等气氛，从而让学生在这样的气氛中充满学习兴趣。当学生学习兴趣被激发之后，则学习就不困难了，甚至一些教学难点也可以顺利解决。教师只有将学生英语学习的思想问题顺利解决了，则所有事情就会一点一点地被解决。

（2）帮助学生增强自学能力。现阶段，学生必须认识到终身教育的重要性以及必要性，并能够熟练掌握终身学习技巧。"Never too old to learn."从概念上进行分析，自学能力主要是学生能够主动借助所学知识不断获取新知识以及掌握新技能的一种超强能力，我们也可以将其称之为综合能力。一旦学生具备了这种学习能力，则能够实现有限知识的无限化。基于此，高校护理英语教师在实际教学中必须正确认识这一点，对学生学习方法进行及时有效的指导，并在潜移默化中教会学生终身学习的有效方法，确保每个学生都能养成良好习惯，促使其自觉学习的基础上，不断提高学习效率，成为真正的自觉学习者。

根据相关研究结果显示，学生自身英语水平相对较低的原因不在于不想学，而是在于不会学。基于此，高校护理英语教师必须发挥示范作用，可以在英语课堂或辅导教学时，为学生讲述自己的学习经验，总结归纳自己认为有效的英语学习技巧，并不断传递给学生，促使学生热爱英语，并具备独立处理问题的综合能力。比如，学生在进行词汇记忆学习的时候，教师可以指导其采用构同记忆法以及比较记忆法等，这样不仅能够快速记忆词汇，而且还能对词汇意思进行理解，从而让学生受益匪浅。此外，高校学校还应该组建相关的英语学习网络小组，转变学生被动学习思想，让学生成为英语学习的小主人，寻找自主学习的良好途径。

（3）教师提高综合素质水平。目前，高校护理英语教学具有一定的复杂性，而教学改革则是系统性较强的工程，并不是对传统英语教学进行简单压缩或者是扩展，而是要从思想上进行改革，更新教学理念，并对教师自身角色进行调整，促进综合素质提升，真正担负起教师职责，全身心投入到教学改革工作中。结合应用语言学家的相关观点，实现教师终身发展，加强个人自主学习。传统高校护理英语教学期间，某些教学活动是过于随意的，不会受到目标的约束，甚至会偏离教学目标。所以说，高校护理英语教师应该真正认识到自身教学能力培养的重要性，做到认真钻研业务，并重视科研，实现教学与科研两者的相辅相成，在不断成长中相互促进。从某种程度上说，良好的英语教学能够为科研提供理论依据，而优秀科研又能够为教学工作创造丰富素材，增强教学工作的深入程度，实现教学内容的有的放矢，从根本上增强教学效果。在教育体制改革日益深入的背景下，英语教师必须做到群策群力，真正投身科研以及英语教学改革实践，在教学中积极创新，从而促使英语教学迈入新阶段。

第二章　现代护理英语常见教学模式应用实践

第一节　活动教学模式与操作教学模式应用

一、活动教学模式应用

现阶段，高校教学的总目标在于让学生积极参与到实际学习活动中去，并拥有强烈的好奇心及求知欲，使每个学生都可以在学习中感受到成功的喜悦。结合新课程理念，广大师生已经逐渐认识到高校活动所具有的价值，并引起了高度重视。

（一）活动教学内涵

目前，高校活动将"大众化"作为出发点，站在全体学生角度思考问题，将学生作为教学活动主体，并指出只有学生参与到实际教学活动中去，才可以进一步了解知识实际形成过程，深刻理解教学知识与教学技能，从而掌握更系统的才能真正了解知识的形成过程，才能真正理解和掌握知识与技能、思想和方法，获得广泛的活动经验。

1.活动教学概念

活动教学是人类智慧的重要表达形式，可以对意念、思考方式与美好愿望进行充分反映。从基础上进行分析，主要是指逻辑、直觉、分析以及推理等。从实质上看，属于一系列活动，而教学则是过程再现性活动。因此，高校教学必须对真实面目进行充分还原，既要注重演绎法，又要对符合学生发展规律以及教学发展规律的实际教学行为进行设计，从而为教学提供优质的服务。

2.提倡活动教学的意义

对于传统高校教学来说，一个非常明显的劣势就在于教师对学生能力发展关注程度不够，特别是忽视了对学生创新能力以及实践能力培养。在高校教学中，需要教师从产生结论活动中教会学生理论知识，从而提升自身素质水平。若是高校护理英语教师不能清楚认识到这一点，则仅仅是将高校作为机械式的理论知识记忆，则会产生重结果而轻过程的问题，最终形成一些难以挽回的弊端，基于此，学生会成为被动接受知识的机器，长此以往，会丧失自主学习发展的动力。所以说，倡导活动教学意义是非常深远的。

首先，借助活动教学可以提高学生综合素质水平，在一定程度上对学生学习积极性进行有效调动，可以让学生被动接受知识逐渐转化为主动寻求知识，让教学内容更符合学生的认知规律，确保学生更好地进行学习。

其次，在活动教学指导下，能够让学生经历获取知识以及探索创新的过程，从而锻炼意志以及增强自身思维能力，真正领会高校思想以及方法。在整个过程中，学生不仅可以获得结论，而且可以掌握大量意义深远的学习手段。

最后，由于高校活动教学往往与日常生活联系密切，所以可以更好地培养学生的科学化世界观，还能增加学生对于现实知识的认知。当学生完全掌握现实生活中的原型之后，则能够实现抽象知识的具象化，进而了解其方法论，最终形成真切认知，长此以往，会从对的害怕甚至是讨论发展为对的喜爱。

（二）高校活动教学依据

高校活动属于认知发现活动，有着非常深远的意义。现阶段，现代心理学以及教育学的相关研究，能够为高校教学及其活动提供强有力的理论依据。

1.根据智力发展理论分析

从某种程度上讲，学生智力水平处于具体运算以及形式运算之间，传递推理能够实现特殊性到特殊性的传递，进而过渡到从特殊到一般的传递，或者是过渡到从一般到特殊的传递这种类似不完全归纳演绎推理。与此同时，该阶段的学生可以从直观形象出发，借助语言复述以及部分描述，逐渐发展为经验型抽象思维。因此，在高校教学期间，教师必须正确认知学生的智力发展规律情况，采用多样化教学活动开展教学，而不仅仅是结论教学。这样才可以充分激发每个学生的共鸣，从而获得最佳的教学效果。

2.根据概念学习理论分析

从广义上进行分析，学习属于概念学习之一，而概念形成过程可以表示为活动过程，学会采用感性以及具体的方法进行描述，可以在一定程度上帮助学生掌握相关概念。因此，对于学生来说，在学习中首先应该学会处理概念，也就是明白数量分类情况与相互之间的关系；其次，要学会记忆概念，也就是掌握数量表达式；最后，要学会应用概念，明白数量相互作用整个过程。在完成上述目标的时候，往往会借助以下主要形式，即活动、寻找共性以及表达符号化。高校护理英语教师应该重视教学不同环节的合理化安排，然后结合学生不同年龄段与学习水平等，科学设置教学活动，从而更好地引发学生独立思考。此外，在概念学习期间，教师应该尽量让学生借助感性事物来形成概念，使其能够在抽象事物中寻找本质概念。

3.根据认知发现理论分析

实际上，学习并不是一个单纯的刺激反应，而是将人的意识作为中介的复杂认知过程，在这个过程中，学习者属于认知主体。高校知识学习过程与科学家研究活动本质上是一样的，都是一种创造行为，需要经历具象以及抽象的转变，坚持由低级到高级以及由表及里的原则，学习的内容会由粗到精。

总而言之，高校教学活动应将学生作为主体，指导学生自觉主动探索知识，并熟练掌握处理问题的方法，还应该对客观事物属性进行研究，及时发现事物的发展规律，最终形成属于自己的理论。

（三）活动教学阶段

高校教学期间，教师应借助学生主动活动，确保学生可以目睹生动的知识发展过程，并亲身体验怎样"做"，进而实现知识的"再创造"，深刻感受内在力量，更好地学好知识。教学活动应从学生认知水平出发，建立在学生已有经验基础上，最大限度地激发学生的积极性，为学生提供大量参与教学活动机会，从而帮助学生在合作探索中真正获得知识技能，掌握思想方法，最终拥有更多活动经验。

从某种程度上讲，活动教学能够分为三个阶段：第一个阶段是具体材料化，也就是说，将日常生活中的材料逐渐转化为专业的模型；第二个阶段是材料逻辑组织化，也就是借助辨析、归纳、直觉、类比以及想象，进一步探索方向，并用科学化的逻辑方法实现材料在逻辑体系中的组织渗透；第三个阶段为结论应用化，主要是将结论转变为具体思维，实现与实际情境之间的有机结合，最终创造应用性比较强的结论。实际上，上述阶段思维发展过程都是从上升到探索，然后再上升的发展过程，属于螺旋式发展结构。

日常生活中的材料是无处不在的，所以说，高校活动教学是非常容易从生活中获得模型的，有助于设计出最优的教学情境。

总而言之，高校活动教学必须满足学生认知规律，充分体现辩论逻辑以及形式逻辑两者的统一性，实现因材施教以及面向全体的完美结合。然而，需要高度重视的是高校活动教学需具备鲜明目标性，可以选择与学生年龄特征一致的材料，科学设计活动步骤，从而增强高校教学规范性与实用性。

（四）现代护理英语活动教学模式应用实践案例

现代护理英语活动教学模式是指通过组织多种形式的互动活动，使学生在实践中学习和应用护理英语知识和技能。以下是一些可能的实践应用示例：

案例分析：教师可以选择一些真实的护理案例，要求学生利用护理英语进行分析和讨论。学生可以根据病例内容，运用护理英语描述病情、制定护理计划，并与其他学生进行交流和解决问题。

角色扮演：学生可以扮演护士、病人或家属的角色。例如，学生可以通过角色扮演来模拟护理过程中的沟通技巧、病情告知、护理指导等情境，锻炼他们的表达能力和沟通技巧。

小组讨论：将学生分成小组，让他们就特定的护理主题展开讨论。例如，讨论护理英语中常用的疼痛评估工具、药物管理相关的术语等。学生可以在小组中分享自己的观点和经验，加深对护理英语知识的理解和应用。

实际操作：在实习或实践课程中，教师可以安排学生进行实际的护理操作，并要求他们用英语进行沟通。例如，学生可以通过给患者提供基本生活护理服务，如测量血压、更换床单等，来应用护理英语知识和技能。

护理团队合作：通过模拟真实的工作环境，教师可以组织学生参与护理团队合作活动。学生可以扮演不同角色的护士、医生、药剂师等，在团队中运用护理英语进行交流和协作，提高他们在实际工作中的专业能力和团队合作能力。

二、操作教学模式应用

有效学习的一个重要方式在于动手实践。思维训练也是从动手实践开始的，如果不能实现动作以及思维的密切相连，则思维就难以获得进步发展。众所周知，学生思维主要是以具体形象思维为主的，还没有完全形成抽象逻辑思维。动手操作有助于学生更好地理解问题，实现其思维的科学发展。高校实际教学中，教师可以指导学生用数、摆、剪、拼、量、摸以及折等动手实践活动，激发学生积极性，让每个学生都可以主动参与到活动中去，从根本上增强学习效果。

（一）操作教学内涵及其作用

就内涵而言，操作教学主要是指在教学中，高校护理英语教师从学生积累的经验以及知识背景入手，尽可能多地为学生提供实践机会，从而实现学生手、眼、口以及脑等多感官的协调发展，让每个学生都能亲身体验相关知识的具体形成过程，感受其的魅力。

总之，操作教学可以缓解抽象性与学生思维具体化的矛盾，进而帮助学生更好地理解知识，锻炼学生思维，增强学习效果。

1.培养思维能力

（1）在操作中提高比较能力、分析能力和综合能力。从某种程度上讲，学生在理解以及掌握知识的时候，往往需要一定的感性认知基础，教师借助操作活动，积极引导学生对所学内容进行感性认知，则可以让学生在直观形象前提下，轻松自如地对知识进行比较与分析，最终对所学知识进行总结归纳，增强自身比较、分析及综合能力。

（2）在操作中提高抽象能力和概括能力。对于学科来说，抽象性非常强，而学生处于形象思维向着逻辑思维过渡的阶段，往往需要借助实物演示以及动手实践对事物进行感知，从而获得表象知识，最终更好地理解以及概括知识。

（3）在操作中提高判断能力和推理能力。因学生逻辑思维处于初级阶段，教材中的相关运算定理以及规律公式等都需要借助不完全归纳法进行总结。因此，学生需要在动手实践中积累大量感性认识，帮助其更好地判断推理。

2.易化学习过程

（1）在动手操作中理解概念。知识属于过程范畴，而不是一个单纯的结果。

对于高校概念教学来说，尤其是起始概念教学，教师必须重视让学生亲自参与其中，借助动手操作主动获取知识，进而形成概念，并深刻理解相应的概念。

（2）在动手操作中帮助计算。在教学中，操作可以帮助学生建立具体化的形象思维，尤其是高校计算教学中，教师指导学生动手操作，进而将操作活动转化为认知活动，让每个学生都可以把握重点知识，进而寻找处理问题的关键点，获得处理问题的方法。

（3）在动手操作中理解应用题。因年龄限制，学生在思维发展方面的直观性特点比较强，对于文字叙述这种抽象性强的问题解答往往比较困难。借助动手操作能够比较直观地应用教学用具，充分展现题意，然后化抽象问题为直观问题，帮助学生深刻理解题目。

3.促进学生全面发展

（1）培养动手操作能力。高校教学期间，教师应组织大量实际动手操作活动，从而让学生在摆、拼、剪、制作、测量以及画图中掌握知识，提高动手操作水平。

（2）促进大脑协调发展。从专业化角度出发，大脑功能是整体性的，需要左右两半球配合协调发展，从而实现人智力发展的最佳化。在高校传统教育过程中，教师更多的是让学生进行听、记以及模仿，这样会使左脑的负担过重，然而右脑功能却不能得到充分开发，最终难以实现左右脑协调发展，不利于学生的全面发展。

（二）操作教学优化策略

操作活动属于高校课堂教学的关键内容之一。因此，高校课堂教学期间，高校护理英语教师应结合教学内容，为学生积极创设学习条件，并引导学生进行动手操作以及动脑思考，让学生能够亲身体验知识探究的所有过程，培养学生学习能力，从而为今后的学习奠定良好基础。具体来说，高校护理英语教师可以从以下几点对操作活动进行不断优化。

1.精心设计高校操作活动

如果教师不能确保学生处于情绪高昂以及智力振奋的状态，过于重视传授知识，则会使人冷漠，不动感情的脑力学习还会产生疲倦。所谓兴趣是最好的老师，高校护理英语教师应为学生积极营造趣味盎然的学习环境，吸引学生亲自参与整个学习过程中，对知识进行积极探索。与此同时，高校护理英语教师还应结合学生好动以及好奇心理，精心设计与组织大量动手操作活动，确保每个学生都能够主动操作，进而唤起学生内在潜能，激发学生活动学习兴趣，教师可以采用问题情境创设以及认知情境创设的方式集中学生注意力。在操作活动中，学生可以充分感知，进而获得大量感性材料，能够为今后的理性认知做好充分的准备。

2.引导学生参与动手操作活动

从某种程度上讲，问题解决包含大量操作活动，并不是知识与经验的再现，而是要借助一定规则不断创新重组。就学生来说，认知操作大多数情况下要依附实践操作活动。操作活动教学不仅能促进学生形象思维发展，而且能发展学生抽象思维。所以说，高校教学策略设计需创设情节记忆以及双重表征内容，给予学生充足的活动机会。在实际教学期间，高校护理英语教师若能够结合教学需要，科学指导学生动手操作，确保每个学生都可以有目的地操作，从而实现观察能力、思维发展以及语言表达等多个方面的结合，这一概念就能够在头脑中沿着固有的认知过程建立，从而在一定程度上发展学生的观察力以及思维能力。

3.借助学具操作

对于学生来说，本身抽象概括能力有限，认知期间不容易从教师教学中真正理解所学知识。而操作活动属于特殊认知活动，不仅可以协调学生的手与眼，动态感知客观事物发展情况，而且还能够实现手脑的密切交流，将外部动态有效转化为内部形态。从某种程度上说，学生借助操作活动能够获得事物表象知识，从而帮助其比较、分析以及综合概括知识，最终对知识的本质意义有深刻的理解。实际教学期间，高校护理英语教师应合理应用学具，通过让学生摆、分、看、摸、数以及量等操作，加深其对概念的理解与记忆，并促使学生发现知识间的内在联系。

4.预留动手操作空间

对新课程目标来说，培养实践能力以及创新能力是非常重要的内容，高校护理英语教师必须结合教学内容需要，合理地组织动手操作活动。从某种程度上讲，有效操作活动可以说是创新精神培养的重要源泉，有助于学生在操作探索中迸发创新火花。总而言之，高校教学期间，教师让学生尽可能多地经历操作活动，主动获取信息以及加工信息，从而掌握处理问题的方法。随着现代社会信息量的不断增加，怎样教会学生学习以及生存是一项非常艰巨的任务。对于高校，教师应将课堂教学作为载体，并对每次学习活动都精心设计，尽量为学生提供大量操作体验的机会，给予学生更大的思维想象空间，才能促使学生全面发展。

（三）现代护理英语操作教学模式应用实践案例

现代护理英语操作教学模式旨在通过实践操作的方式，帮助学生掌握护理英语的相关技能和知识。以下是一些可能的实践应用示例：

护理技能演示：教师可以进行护理技能的演示，例如静脉输液、换药等，并在演示过程中用英语解释每个步骤和相关术语。学生可以观看演示并模仿进行实践，同时运用英语描述每个步骤。

视频学习：教师可以选取一些与护理操作相关的教学视频，供学生观看并学习相应的护理英语技能。以视频为基础，学生可以模仿视频中的操作步骤，并用英语进行口头解释和展示。

模拟训练：利用模拟人或模型进行实践训练，例如模拟人体部位的注射操作、病人病历记录等，要求学生在进行实践的同时，用英语描述每个步骤和相关概念。

案例分析讨论：教师可以选取一些真实的护理案例，要求学生进行分析和讨论，在讨论过程中，学生需要使用英语来描述病情、制订护理计划以及沟通交流。

交互式学习：通过编排角色扮演的互动活动，模拟真实的工作环境，学生可以扮演不同的护理角色，运用英语进行交流和操作。例如，模拟病房护理过程中的交接班、与医生讨论病情等情形。

第二节　体验学习教学模式与合作学习教学模式应用

一、体验学习教学模式

根据现代认知心理可知，人们的认知目的不仅仅是停留在明确客体内涵上，而是将知识逐渐内化到自身知识结构中，从而更好地安顿情感，最终真正获取知识。高校新课标要求教师从学生生活经验入手，指导学生亲身经历模型建立过程，在问题处理中深刻理解知识以及应用知识。

传统高校教学期间，学生处于被动地位，仅为单纯吸收、机械记忆以及反复练习，往往缺乏主体体验，从而导致认知过程以及知识结构之间不能够协同发展。学生在学习的时候，需要端正自己的心态，并充分调动已经掌握的知识与已经积累的经验，尽量尝试用新的方法处理问题。体验学习在高校教学中的应用，能够更贴近学生日常生活，可以创设出比较具体的问题情境，有利于学生主体作用发挥，学会用感官体验生活、理解知识。

（一）高校体验学习及其特点

体验属于人们心理感受的一种表达方式，主要是借助实践对周围事物进行正确认知，具备较强的主观色彩，与个人经历是息息相关的。体验学习主要是指学生在实际活动过程中，主动参与相关的行为活动、认知活动和情感活动，从而对知识进行理性认识，并拥有良好的情感态度。

对于高校体验学习来说，要求学生在体验中探索知识，并进一步理解以及掌握最基本的技能方法，学会借助知识处理日常生活中的问题。在整个过程中，学生不仅可以体验带来的乐趣，而且还可以充分感受自主学习的美好以及成功的喜悦。从体验学习特点上进行分析，主要包括以下几点内容。

1.将个体经验作为基础

从体验学习本质上进行分析，要求学生亲身经历知识的实际形成过程。实际上，学生自身生活经历、思维方式与情感态度等都是个人经验的积累。有价

23

值的学习应该是从学生个体经验出发，主动构建知识体系，从而使学生的精神世界得到升级。

2.将主动参与作为目标

传统形式的高校教学期间，教师处于教学中心地位，学生只需要认真听讲以及做笔记即可，并做到反复练习。体验学习更加重视学生的主动参与性，并要求学生发挥创新精神，发挥教学主体地位。若学生不能亲自参与其中，则难以产生所谓的"体验"，更难以顺利完成学习过程。

3.将全面参与作为核心

高校课堂教学期间，学习体验并不是模仿性操作互动，也不是教师指令性要求以及没有思考时间的操作活动。高校课堂不仅要参与看、摸、摆、拼、折以及画等感官活动，而且还应该参与类比、分析以及验证等思维活动，让学生在各种情感活动中学习知识。

4.将合作交流作为依托

学习的过程就是参加丰富活动的过程，应该在主动构建中感悟知识。借助小组合作学习可以帮助学生加强与教师或者是同伴的交流，从而更好地进行知识构建以及知识再创造。

（二）高校体验学习教学策略

现阶段，高校教学期间，高校护理英语教师应重视体验学习思想渗透，从而增强学习效果。

1.体验应用

教育主要是指科学教育以及生活教育两者的融合。在高校实际教学中，内容设置应该从生活经验入手，尽量贴近学生生活，增强教学内容的生动性与有趣性，让学生更容易接受。

2.体验知识形成

学习要求充分调动其主动性，并鼓励学生自主探究，从而及时发现问题以及创造新知识。高校护理英语教师的一项重要任务就在于对学生探究活动进行引导，不能将现成的知识直接灌输给学生。实践证明，学生更能够灵活应用自主探究学习到的知识。高校护理英语教师是教学内容重要加工者，需要从学生思维发展的角度出发，挖掘学生潜能，给予学生自由思考的时间，减少对学生的干扰，为学生营造一个良好的发现问题与研究问题的环境，真正体验自主探究，并在体验中更好地进行知识构建。

3.体验思维生成

高校高质量体验学习需要加强师生互动以及生生互动。在实际课堂教学中，教师应该为学生构建自由平等的交流平台，从而确保每个学生都能处于积极活跃状态，碰撞出思维火花，让不同学生获得个性化发展。

4.体验魅力

从某种程度上讲，高校护理英语教师重视操作实践可以帮助学生激发学习兴趣，并增强求知欲，让学生可以深刻理解知识，自主构建知识结构。

5.体验价值

高校护理英语教师应该学会从学生已有经验出发，积极引导学生将所学知识科学应用到日常生活中，从而真正体会的应用价值。从某种程度上讲，学生在亲身体验中获得的知识，才是真正"有用的"，不仅可以对所学知识进行巩固，而且可以激发学生对于学习的强烈欲望。

总而言之，体验学习属于新课改的关键理念之一，对于高校课堂教学来说，应高度重视学生体验学习，增强其体验意识，将学生体验作为核心内容，然后引导其参与到整个教学过程中，确保每个学生都可以在体验中主动思考问题，并在思考问题中学会创造，最终获得不断进步和发展。

二、合作学习教学模式

合作学习属于新课改倡导的重要学习方式之一，借助该方式有助于学生之间的优势互补，还能促使良好人际关系的不断形成，让学生个性获得全面发展。目前，已经有越来越多高校护理英语教师在课堂中应用了该方式，是一种具有积极作用的教学组织形式。但是，因一些教师对合作学习内涵理解不够，在应用过程中会出现一些不良倾向，从而影响合作学习实际功能的发挥，还会对学生主动发展产生消极作用。所以说，高校护理英语教师应正确看待课堂合作学习，对相关实施措施进行不断优化，确保其顺利开展。

（一）合作学习的低效性

从某种程度上讲，有效教学属于任何教学的最终追求。而教学有效性作为动态发展概念，一直在发生变化，处于不断扩展的状态。就高校教学而言，有效性主要是指教师可以借助少量时间以及精力，实现学生的全面发展，而且在此过程中教师本身也可以获得发展。从教学有效性具体内涵上进行分析，包括以下几个方面：第一，目的在于实现学生全面发展以及教师自身发展；第二，重视教学有效性以及学习有效性两者结合的过程；第三，致力于实现学生获得个性化发展，要求课堂教学具备开放性、双重性以及双效性特点。对于高校合作学习来说，也同样需要具备上述特点。合作学习期间，高校护理英语教师应结合教学情境对实际教学行为进行灵活组织，争取为每个学生都创造良好的探究空间，给予学生最大自主权，从而使每个学生都可以从自身个性以及发展水平出发寻找属于自己的学习方法。在整个教学过程中，教师应借助教与学的统一、过程与结果的统一、知识和情感的一致，最终实现教师以及学生同步发展，在相对较短的时间内完成所谓的"教学任务"，完成效率与效益的双重目标。

高校护理英语教师作为教学过程重要的组织者以及领导者，对学生学习方式起到一定的决定作用。而合作学习属于新颖教学组织方式，在具体实践中完全没有现成模式进行参考，这时就需要结合教师对新课改精神的实际理解程度进行尝试与探索。目前，高校教学中合作学习应用还存在一些问题，需要针对问题制定有效对策。问题主要包括小组划分不合理、组织行为相对混乱以及设置问题不科学等。此外，合作时机若是选择不合适，不能调动所有学生的合作积极性，则会缺乏学生之间的互动，再加上教师无法进行及时指导，则会对最终合作学习预期产生非常严重的影响。

具体来说，高校教学合作学习低效现象包括以下几点。

1.小组组建具有随意性或者强制性特点

对于合作学习来说，有一个非常重要的前提条件，那就是自主参与，从而实现学生间的优势互补。所以说，合作学习小组划分是一个关键环节，对教学任务实现起到重要作用。合作学习实践中非常容易出现一个这样的问题，那就是教师抛出问题后，要求学生分组讨论。当教师话音刚落，学生就开始自行分组讨论，并且七嘴八舌，没有秩序，甚至根本听不清发言对象，从而导致教室一片嘈杂。类似上述小组划分具有的随意性太强，不能从合作内容特征与合作目标等入手，不利于小组成员结构的合理化，也不利于最终问题的有效解决，随意的小组划分使每个小组人数以及能力水平等不均衡，最终对活动正常开展产生不利影响。还有一种错误的小组划分方式是强制性划分，也就是说，教师在小组划分过程中仅仅考虑任务特点以及完成结果，根本不考虑学生自身的意愿，强制性地对人员进行划分，这样学生意愿不能够满足，则会产生一定的敷衍心理，难以与小组成员进行有效合作，不利于主动性作用的发挥，最终与合作学习的初衷相违背。

2.合作学习内容以及时机选择不合理

高校课堂教学期间存在合作学习应用过于频繁的问题，一些教师根本就不会考虑学习内容是否是适合的，也没有考虑到学生是否愿意采用合作学习方式进行学习，过于频繁地应用分组讨论。从某种程度上讲，任何学习方式应用都有一定的时机以及前提条件，在合适的情况下应用才能发挥积极作用，反之会适得其反。高校教学中并不是全部教学内容都是需要进行合作学习的，如果学生可以独立学习完成问题的处理，则根本没有必要进行合作学习，强制性应用合作学习会对学生课堂学习时间造成浪费。此外，如果高校教学中的问题难度较大，用合作学习的方式进行教学，则非常容易出现"冷场"的现象，或者是仅仅少量学生能够参与其中，大多数学生扮演陪衬角色，这样的合作学习则没有任何意义可言。

3.小组成员低合作性

高校合作教学中因人数偏多，教师很难充分照顾到班级中所有学生，也不能够有效指导每一个小组严格围绕主题合作交流。实际分组的时候，教师可能会忽略了学生能力差异，小组主角往往是能说会道以及学习成绩相对较好的学生,而那些内向以及学习相对困难的学生自然而然地就会成为陪衬或者是看客，或者是教师准备的材料具有较大难度，或者是成员间人际交流技能相对缺乏，都会对合作学习效果产生影响，不利于获得良好的教学效果。

4.教师高控制性与低指导性

高校合作学习过程中，教师参与指导非常关键，然而实际应用中一些教师难以准确把握指导的度，出现两种极端：一种是高控制性，另一种是低指导性。具体来说，高控制性主要表现在对学习小组组建情况与合作学习过程两个方面的控制上，部分教师为确保合作学习可以顺利完成，会利用课堂巡视机会进行简单提问，甚至是将希望获得结论直接暗示给小组成员，或者是趁机安排接下来的学习内容，这种现象是非常不好的。还有一些教师在学生合作学习中完全没有指导，仅仅是看着学生分小组讨论，发挥不了教学指导者的作用。

5.评价低兼顾性

在新课改不断深入发展的背景下，在高校合作学习中，大部分教师都可以采用多种评价方式对学生进行评价，包括教师评价、小组评价以及组员自评等，评价主体逐渐呈现多元化的趋势。然而，合作学习评价依然不能完全走出甄别评价的误区，对于合作学习评价对象与内容来说存在比较显著的低兼顾性。与此同时，因合作学习属于团体活动，这样教学评价往往会针对整个小组，很少对小组中个人表现情况进行有效评价，过于注重小组行为结果评价，不能兼顾对学生合作态度、实际合作方法以及参与程度等方面的评价。有的教师仅仅对小组中表现良好的个人进行评价，对于其他没有发言的学生评价相对较低，类似这样的评价是不科学的，会形成甄别评价过程，最终带来的结果就是少数学生可以获得教师的激励，从而获得成功的喜悦，但是大部分学生会被遗忘，大大挫伤了学生学习的积极性以及主动性，对学生全面发展是非常不利的，与评价促发展的初衷相悖。

上述各种低效现象的出现主要原因在于教师不能正确把握合作学习真正的内涵。从某种程度上讲，合作学习主要是指学生在整个团队中为了完成学习任务，进行明确责任分工、共同学习的一种学习方式。影响要素包括相互间的支持配合、共同承担责任、对共同活动进行综合评估以及寻求有效途径等。实际生活中，大多数教师不能理解合作学习关键点，进而将其内化为属于自己的东西，更难以理解独立以及合作两者的内在关系，仅仅是将合作学习错误地认识为小组划分讨论，难以对实践中生成出来的相关问题进行准确把握与处理。

此外，合作学习低效的另一个原因是教师合作学习技能不强，从某种程度上讲，合作学习要求教师对自身角色重新认识以及重新定位。高校护理英语教师还应积极构建合作学习环境，主动参与其中，充分调动学生的参与积极性，开展高效率以及高质量的学习活动，合作学习要求高校护理英语教师在分组、教学设计与总结评价等方面具备高超技巧。传统形式的教学往往因教师合作学习经验相对有限，不利于合作学习设计实施，甚至影响学生合作学习积极与合作能力培养，最终导致合作学习中不能充分发挥教师作用。现阶段，升学压力对合作学习环境产生了较大影响，处于考试选拔制度下，教学评价往往是以学生学习成绩为主，将考上重点学校指标作为评价标准，从而导致应试教育成分所占比例重相对较大。高校护理英语教师面对较大的教学压力，为了在规定时间内完成教学任务，很难保证学生自主学习以及交流探讨时间。还有少数教师与学生对于教学结果与教学过程的认知错误，觉得结果大于过程，从而在一定程度上阻碍了合作学习的顺利推进。

（二）高校合作学习有效性策略

高校合作学习的影响因素是多样化的。然而合作学习作为新型教学策略，受到社会各界的广泛关注，不断提升合作学习效果是势在必行的，需要采取有效的措施加以改进。

1.加深正确认识

从某种程度上讲，观念可以说是行动的灵魂，教师教育观念能对教学行为起到指导作用。与此同时，先进教育方式也能体现出教育观念的转变，两者是相辅相成。当观念不能够及时转变的时候，则方式转变也会失去方向，没有强有力的支撑，反之，若方式不能得到及时转变，则观念转变就会丧失落脚点。

（1）准确把握主旨。高校护理英语教师必须高度重视教育观念发挥的先导作用，不仅要保证每个学生都可以掌握基础知识技能，还应该尊重学生差异，积极转变学习方式，从过去以教师为主的教学转变为学生自主学习为主，尊重学生主体地位，积极转变教师在实际教学过程中的角色，并在评价方式与评价手段上进行改进，贯彻落实新课标的相关要求。总而言之，高校护理英语教师必须要学习新课标理念，转变传统的教育理念，把握新课改教育理念，将学生作为学习主人，并积极发挥自己在教学中的组织者以及合作者作用。与此同时，高校护理英语教师应该了解到教学组织形式是随着教学目标改变而改变的，合作学习应兼顾知识技能学习、合作能力培养以及探究能力训练。在实际应用过程中，高校护理英语教师应不断强化合作学习理论培训，明确合作学习意义以及具体操作方法等，让合作学习方式逐渐发展为学生获取知识以及发展技能的重要手段。小组合作学习开展前，教师应对相关的指导理念进行深刻理解，认真研究教材以及精心设计教学，实现新课改精神的积极渗透。值得注意的一点是，高校护理英语教师不能将小组合作学习作为唯一教学选择，需要将多种教学方法结合起来，增强教学效果。

（2）正确理解合作以及独立两者的关系。现阶段，合作学习属于新型教学策略之一，其目的在于使学生在合作过程中顺利解决问题，并实现个体发展，积极培养学生创新精神以及实践能力等，并让学生在合作学习中端正学习态度，形成科学的价值观，增强合作意识，为今后的学习生活奠定良好的基础。当学生具备上述能力之后，才可以独立地走向社会，完成与他人的合作。实际上，合作学习最终目标在于在团体中促进学生个体发展，合作基础在于个体独立活动的有效性。高校合作学习期间，教师要避免该学习方式流于形式，重视个人独立思考，只有学生独立思考，对问题提出个人看法以及有话可说的时候才可以产生更强的交流欲望与表达欲望。所以说，高校护理英语教师应鼓励学生大胆说出自己的想法，并对此进行深度交流探索，从而共同解决问题，为不爱动脑思考以及学习成绩相对较差的学生提供发展机会。总之，高校护理英语教师需要在合作学习前给予学生大量独立思考时间，培养学生倾听的习惯，指导学生带着问题合作交流。对于不愿意主动参与到合作探究学习的学生来说，教师应给予更多关注，让班级中每个学生都可以学会合作和学习。

（3）发挥教师在合作学习中的积极作用。高校有效性合作学习期间，不仅要发挥学生主体地位，而且还应该高度重视教师主导作用。从某种程度上讲，高校护理英语教师属于合作学习的重要策划者以及组织者，同时也是合作学习的重要执行者，需要对学生的合作学习行为进行有效协调。高校合作学习中，教师需全面设计相关学习活动，包括学生分析、小组划分、目标设计以及任务选择等。合作学习期间，教师应加强与学生的对话交流，与学生共同学习，大大缩短师生之间的距离，营造良好轻松的教学氛围，让学生在民主平等的氛围中积极参与以及友好互动，增强活动的协调性，并结合学生的学习进度与学习目标完成情况，对实际合作学习情况进行及时调控，实现高质量合作学习活动的顺利开展。在高校合作学习中，教师并不是知识权威，而是课堂学习的重要向导以及促进者，是师生同步学习的参与者，教师必须尊重学生的学习地位，认识到自身角色的变化，将自己作为合作学习中的一员，如果学生在学习中遇到困难，可以第一时间主动找教师倾诉，共同处理问题，促进教学相长。

2.提高合作学习教学技能

从某种程度上讲，理念在行动中发挥先导作用，只有付出行动才可以顺利践行。高校护理英语教师不仅要在理论层面正确认识合作学习，而且应该在教学技能方面强化练习，从而熟练掌握小组建构、活动设计以及组织实施评价等的综合技能，增强自身的合作学习能力。

（1）学会科学分组。高校护理英语教师在组织合作学习活动前，首先要结合教学内容以及班级中学生差异等进行分组，坚持优势互补以及自主参与的分组原则，做到组内异质以及组际同质。高校护理英语教师应充分尊重每个学生的意愿，然后及时提供指导，确保学生都可以有效参与到合作学习中，并实现每组的有效互动，在分工合作的基础上处理问题。

（2）做好教学设计。高校护理英语教师在教学设计过程中，必须考虑到班级的整体规模，若是人数过多或者是过少，都需要教师从实际出发进行不断变通，选择合适的组织方式。高校合作学习作为一种学习方式，但并不是唯一的。高校护理英语教师应实现小组学习以及班级授课学习等多种教学方式的结合，做到灵活运用。在高校教学期间，教师不管是采用讨论方式、自主探索方式，还是动手实践方式，都应该在考虑学习内容以及学生水平的基础上进行选择。与此同时，高校教学中，教师必须做到形式以及内容的统一，并明确形式服务目标的原则，对教学进程进行科学安排，对合作学习内容实施精心设计，准确分析小组合作学习实施条件，把握合作学习应用时机，重视学生合作意识增强以及技能培养。

（3）在合作学习实施中，教师应明确自己所扮演的组织者、引导者以及合作者角色。根据现代教学论可知，教学过程并不是教师借助教材对知识进行直接传授，而应该是师生互动以及共同探索新知识的过程。高校合作学习要求具备一定的心理条件以及环境基础，高校护理英语教师应重视学生的个性差异，并尽可能地满足其差异化需求，积极创设主动参与活动的自由环境。与此同时，高校护理英语教师必须明确合作学习目标，做好小组分工，确保每个学生都可以体会成员间的依赖作用，处理好个体以及集体两者的关系。学生讨论交流过程中，高校护理英语教师应认真观察，并及时介入，发挥自己的指导作用，重视每个学生的课堂表现，并关注学生对待合作学习的态度，掌握合作技能，让每个学生都可以乐学、会学。

（4）重视合作学习多维评价。从某种程度上讲，评价属于合作学习非常重要的环节。当高校护理英语教师完成一节课或者是一个单元知识教学之后，就会结合课程标准以及实际教学内容对评价目标进行科学设计，然后选择合理的评价方法与任务，掌握学生学习进度。高校护理英语教师在合作学习期间，应不断收集信息，借助教师评价、小组自评以及组内评价等多主体的评价方式，不断发现问题以及反馈问题，并及时改进问题。总而言之，高校合作学习不仅要重视学生逻辑思维方面的发展，而且应重视学习过程与价值观形成情况，积极挖掘学生的学习潜能，有助于学生更好地认识自我，增强其学习信心。此外，高校护理英语教师既要重视小组评价，又要重视个体评价，在评价学习结果的过程中更要对学习过程进行评价，指导学生学会反思评价，培养学生自我发展能力以及独立学习能力。

总而言之，学习方式转变属于新课改的重要特征，同时也是核心任务之一。高校课堂教学期间，教师应拥有正确的教育观念，不管是合作学习准备环节、学习设计环节，还是组织评价环节都必须全程参与，并采取有效的教学技巧及时引导以及激励学生参与到合作学习中，增强合作学习质量水平，实现学生的全面进步和发展。

第三章 现代护理英语产出导向法教学实践

第一节 产出导向法概念

"产出导向法"所提倡的"学习中心说""学用一体说"和"全人教育说"为"学用分离"的诟病开出了"中药方",并且"全人教育说"强调教育兼顾人的智力、情感与道德等各方面。有鉴于此,高校教学应尝试结合护理专业学生的英语能力培养和思想道德培养,将"产出导向法"(简称 POA)应用在贯穿课程思政的护理英语课程中,全面推进护理英语课程与思想教育相结合,培养具有英语综合运用能力和良好品德的护理人才。

第二节 产出导向法理论框架

产出导向法(POA)包括了教学理念、教学假设和教学流程。其中,教学理念包括"学习中心说""学用一体说"及"全人教育说"。"学习中心说"主张一切课堂教学活动要以有效学习的发生为目标。因此,教师不仅要精选教材,而且需根据教学目标补充内容新颖、贴近生活及符合实际的辅助教学材料来提高教学的有效性。"学用一体说"强调输入性学习和产出性运用的结合。"全人教育说"认为外语教学不仅具有工具性而且还应体现人文性。

教学假设是教学流程的前提与理论支撑,包括"输出驱动""输入促成"和"选择性学习"。"输出驱动"主张产出任务为教学起点,学生在尝试输出后意识到课程最后产出任务对未来工作学习的交际价值,同时认识到语言的不足,增强学习的动力。"输入促成"要求教师将最终产出任务分解为若干子任务,提供各项子任务所需的内容、语言形式等输入材料,帮助学生选择性学习。"选择性学习"要求学习者从输入材料中挑选有价值的部分进行处理,深度加工、练习和记忆。

教学流程包括"驱动—促成—评价"。"驱动"环节，教师呈现具有潜在交际价值的产出任务，在学生尝试产出后，教学说明教学目标和最终产出任务。"促成"环节，教师描述并分解产出任务，学生根据产出任务的所需内容进行选择性学习。"评价"环节包括即时评价和延时评价。

第三节　产出导向法应用于护理英语的设计案例

一、前期分析，设计交际场景

以《护理职业交际英语》第一单元"挂号"*At the Registration Office* 为例，根据 POA 理论进行教学设计。

基于前期的材料分析，这一单元包括以下内容：①病人描述症状，护士根据症状推荐就诊部门。②护士询问并指导病人填写就诊信息。③根据就诊部门，为病人指路。本单元交际目标：学生能够听懂症状描述，并就帮助病人进行挂号开展英语对话。故本单元的语言目标为：①单词：14 个医院常见科室英文名称，如 department of internal medicine, pediatrics department, gastroenterology department 等。9 个身体部位的英语单词，如 chest, ankle, abdomen 等。15 个常见病症描述单词，如 lump, diarrhea, rash 等。②短语：7 个常见症状描述短语，如 sore throat, stuffy nose, painful abdomen 等。③句型：15 个常见症状描述句型，如 sb. suffers from diarrhea, sb. has skin rash 等。本单元课程思政目标：①培养学生严谨求实的工作态度，强化医护人员对病人信息保密的职业道德。②能够总结各国医疗就诊的特点，不崇洋媚外，激发民族自豪感。

教学任务则细分为三块子任务：①根据病人症状描述，推荐对应的挂号部门。②帮助病人填写就诊信息。③为病人前往就诊部门指路。

二、教学流程

（一）课前准备

实验班分成 10 个学习小组，以学习小组形式合作查找各国医疗就诊情况，完成课堂汇报 PPT。最后呈现的结果上传至学习通平台，予以评分并选出最佳展示小组，准备做课堂报告。同时，教师在 Quiz App 发布补充输入材料，即14 个医院常见科室英文名称，要求同学完成软件中的练习，熟悉科室英文名称，并收集得到软件记录的学习情况及最后分数。

（二）课堂驱动环节

教师呈现交际场景，即假如有位英国度假者生病来你所在医院挂号看病，请编一段对话帮助病人成功就诊。在尝试过程中，他们出现了产出困难。教师收集出现的困难，但暂时不做过多评价，让学生保持一种"饥饿感"。随后，教师说明教学目标，包括上述的交际目标、语言目标以及课程思政目标，并明确最终的产出任务。

（三）课堂输入促成阶段

子任务一：根据病人症状描述，推荐对应的挂号部门。

教师设计了五个促成活动：①词语迷宫。学生以学习小组的形式在词语迷宫当中找出 9 个身体部位的英语单词，走出迷宫。目的是熟悉症状描述中的身体部位单词。②调整顺序。学生以学习小组的形式在词语迷宫剩下的单词当中，找到 15 个常见病症描述单词，并对乱序的单词进行顺序重排，得到正确的单词，目的是熟悉症状描述中的症状词汇。③连线匹配。学生继续以学习小组的形式将相应的形容词与症状词汇进行匹配，得到症状描述的 7 个短语。连词成句。④学生仍然以学习小组的形式将打乱的前三个活动得到的单词，短语进行排序，得到描述症状的 15 个句子。⑤症状描述，推荐部门。学生两人一组，其中一位选择 15 个句子当中的任一症状描述，另一位学生根据对方的描述，推荐相应的挂号部门，然后交换角色。通过以上五个从词到句、从易到难的促成活动，充分发挥学生的主动性以及互帮互助的优势，帮助学生突破产出难点：听懂症状描述，推荐挂号部门。

子任务二：帮助病人填写就诊信息，其中该任务包括强化医护人员为病人个人信息保密的职业道德内容。

本任务教师设计了三个促成活动：①听对话，记录信息。播放两段个人就诊信息对话，要求学生记录病人个人信息。②互问信息。学生两人一组互相询问对方手里记录的个人信息，并核对，记录就诊卡信息。通过以上两个促成活动，让学生熟悉就诊卡里包括的个人信息英文表达，并练习最终产出任务中对话所需的听说能力。③播放案例，翻译法律条款。播放新闻：明星医院就诊，个人信息被泄的案例。学生以学习小组形式讨论案例中医护人员出现的失职现象，并挑选代表在班级陈述观点。随后教师呈现《中华人民共和国侵权责任法》第六十二条中英文翻译对照版本，进行总结。最后教师引用林逋《省心录·论医》中的"无恒德者，不可以作医"进行职业道德的强化。

子任务三：为病人前往就诊部门指路。

本任务包括三个促成活动：①温故知新。教师呈现已学的指路内容，帮助学生温习英文指路的相关表达。②画出原文指路语句。学生在课文中画出相关的指路语句，并朗读。③科室指路。

教师呈现医院各科室平面图，要求学生两人一组，进行指路对话。教师在此过程给予及时指导，帮助产出。

三个子任务产出后，要求学生进行总产出任务，并在课后将对话稿完整写下上传学习通平台。之后，教师让课前优秀小组代表对各国医疗就诊情况进行PPT展示。随后，教师总结，并播放国家卫健委为进一步改善患者就诊情况出台的相关政策新闻，引导学生切勿崇洋媚外，激发爱国主义情怀和民族自豪感。

三、即时和延时相结合评价

子任务：根据病人症状描述，推荐对应的挂号部门。

教师说明子任务产出评价标准，即：①能准确流利描述和听懂症状，包括身体部位的单词、症状描述的短语等；②听懂症状，准确并表达相应的挂号部门。其中第一条评价标准占子任务一的40%，第二条评价标准占子任务一的40%，课前 Quiz App 科室单词预习练习占子任务一的20%。学生拿到评分表，对子任务一进行打分。

备注：准确度分为：好（8～10分）（80%以上正确率）；中（5～7分）（50%以上正确率）；差（0～4分）（50%以下正确率）。参与度分为：积极（8～10分）（主动参与任务时长≥80%）；一般（5～7分）（主动参与任务时长≥50%）；被动（0～4分）（主动参与任务时长<50%）

延时评价：延时评价主要采用"师生合作评价"（teacher student collaborative assessment，TSCA）。学生根据教师的要求进行总产出任务，并在课后将对话稿完整写下上传学习通平台。学生在课外进行反复的学习和练习，将产出的对话提交至平台。

第四章　现代护理英语情境交际法教学实践

第一节　情境交际法概述

情境交际法是以语言功能项目为纲，在教学中创设学习情境，让学生在特定的社会语境中运用语言进行交际的一种教学法。它基于教学过程交际化，交际过程情境化，即创设学习情境和实施交际活动相结合作用于教学，从而提高语言实用能力。语言实用能力直接体现在语言能力和语用能力的提高，不但能应用语言的语法规则产出语法正确的句子，还了解何时何地运用这些句子。

一、情境交际法应用于现代护理英语教学的优势

（一）实现教学模式从"单边灌输"向"多边互动"的转变

情境交际教学中交际是载体，情境是铺垫。情境交际教学的关键是将呆板的语言知识和抽象的交际策略融入形象生动的仿真职场交际活动中。情境交际教学是师生之间、生生之间的多边互动，多向交际。老师好比是光源，可以向各个方向辐射，有时她是引导者，有时她是助学者。老师既可创造条件帮助学生学，又能协调引导教学全程。而学生既是参与者又是承办者。既可与同伴协作完成任务，又能自己主导设计情节。这种营造情境，多边互动富有很强的趣味性和真实性，能使枯燥平面的知识生动立体起来，使学生学习由被动化为主动。

（二）实现教学效果从"单能低效"向"多能高效"的转变

情境交际教学中老师设计了拟职场的情象境界。置身其中为学生留下了广阔的想象和创造空间。在情境交际教学中，学生们必然会根据情节设计、角色理解、人员分工，交际策略等进行自我组织。所以，情境交际法与传统的教师讲学生听的单能低效教学模式相比，情境交际法不仅能帮助学生完成对知识的认知和运用，更能提高了学生在职场环境下的组织、分析、创造、协作和交际

沟通等多方面的综合素质。因为交际活动是学生自己组织推进的，自然兴趣高涨，学得多，学得牢，效率高。

（三）实现学习动机从"要学生学"向"学生要学"的转变

如果为英语学习动机分级。以升学、求职为目标的学习者，其学习主动性是最高的；为了提高考试成绩、增加知识而学习的学生，其主动性次之。而情境交际教学是以学生为中心，模拟的是他们未来的职场情境，要求学生用英语完成实际工作中的任务。这种情况下完成任务可让学生体会职业成就感，明白学职业英语是有用的，工作后可学以致用。从根本上端正学生的学习态度，学生自然会自觉主动地学，从而有助于学生就业。

（四）实现就业前景从"毕业失业"向"毕业就业"的转变

情境交际教学在高校护理英语中的应用是以社会医疗行业的需求为导向的。情境交际教学模拟的是医护环境，学生体验的是医护环境中的角色，强调的是能用英语在医护环境中完成对病人的护理。情境交际教学把英语学习和工作实践结合起来，从而让学生对即将步入的职场中的英语交流有一个比较系统全面的了解和训练。为更快适应职场做好心理准备、知识储备和相关技能准备。经历过职业体验和英语实训的护士生既拥有过硬的护理技能又懂一门外语，同时还具备职场所需要的创新协作等综合能力。这样的"护理+英语"的复合型护士在今天全球高端护士紧缺的大环境下，就是最炙手可热的人才。

总之，情境交际教学有助于在仿真医护环境下帮助学生提升听说读写译等英语技能等实用语言技能，最终提高学生实际应用英语的能力。情境交际教学为高校英语教学开辟了一条从英语基本知识走向英语实际应用的道路，为学生实现零距离就业铺设了康庄大道。

二、情境交际法应用于现代护理英语教学的注意事项

（一）教师要具备从业经验

从事医护情境交际教学的老师既要有合理的英语知识结构，又要有护理实践经验；教师既要能教学生英语知识，也要能教学生在医护工作中用英语做事的技能。目前，我们大部分教师虽然具备良好的外语知识，但并不了解医护行

业的知识和技能。因此，教师要积极到医护院校进修，定期去医疗服务机构锻炼实习，力争持有护理专业毕业证书或护士资格证书，成为一名合格的双师型教师。双师型教师能更好地驾驭护理情境交际教学法，使教学具有实用性、职业性和前瞻性，使教学与社会需求步伐紧密相连，保持一致。

（二）学生要树立从业观念

情境交际教学中学生既是学习者更是使用者。为了让学生的学习由被动记忆操练到主动情境交流，需要教师引导学生树立正确的从业观，引导学生了解医护行业背景知识、行业标准和技术技能。教师要让学生体会到行业英语的学习与她未来的职业是紧密相连、息息相关、相辅相成的。学好护理英语对其自身的就业以及升职有很大帮助。从而增强学生学习的主体意识和参与意识，确保教学顺利进行。

（三）学校要有多媒体和专业教学实训室

情境交际教学所设计的情境往往是复杂多变的，如果情境交际仅仅是在单纯的课堂背景下完成，依靠的是教师单一口头假设和简单道具，那么营造起来就不太形象，会影响教学效果。如果情境设置能够借助于声光电等多媒体，利用医学网络空间平台，将未来的医护职场情境或语言项目背景生动逼真地展现在学生面前，更有利于学生吸收海量信息，拓宽眼界，增长见识。如果情境设计能借助护理实训室，更可使学生如身临其境般置身于近真实的职场环境中，更有利于学生很快进入工作者的角色。

第二节　情境交际法应用于现代护理英语教学的具体实践

一、情境交际法在词汇教学中的应用

英语医学词汇约有 46% 来自拉丁语，7% 来自希腊语。医学词汇传承了拉丁语和希腊语言丰富的词根和词缀。医护英语词汇的教学目标要求学生通过构词法和专业知识综合分析这类词，以理解其正确意思，达到"三会：会读、会意、会拼"，重点词汇还要达到"会用"。因此设计情境交际法在词汇教学中实施方法：首先依据词汇特点，用身体语言描述贴近情境或故事联想再现情境，了解词汇。然后精心导入情境，激发交际活动，接触体会词汇。最后感悟操练巩固，掌握词汇。

教学实例 1

（身体）语言描述营造情境：身体语言，或称体态语可细分为表情、身体姿态、眼神、空间距离、手势等。合理运用可生动形象带入所讲授的词汇情境。

【教学内容】"-ache"词根

【教学过程】

Step 1　Leading-in

I make a painful expression, and then hold my head with my hands.

Ss: what's wrong with you, madam?

T: I have a severe headache（头痛）　right now.

I pointed to my back with a painful expression.

T: What am I suffering from?

Ss: Backache（背痛）.

I pressed my stomach again with both hands and groan in pain.

T: What am I suffering from?

S: Stomachache（胃痛）.

……

教师夸张的身体语言，一下子吸引了学生的注意力，引导学生进入各种"-ache"的情境，启发学生自己联想，与教师产生共鸣、互动。

Step 2　Practicing

These words, such as headache, backache, stomach, are written on the blackboard vertically so that students can analyze and compare them, looking for the same point among them and then are asked to underline the same points.

Ss: Underline the suffix '-ache'. '-ache' means pain.

T: Give some words are formed by"-ache".

Ss: toothache（牙疼）/earache　（耳朵疼）.

举例训练是半开放性活动，在继续深化理解"-ache"的情境基础上，给学生一定的自由思维和创造空间，练习掌握"-ache"词根的用法。

身体语言的应用可营造轻松、幽默的互动教学气氛。这样的气氛情境下互动带来的不只是好的教学效果还拉近了师生间的距离。融洽的师生关系是顺利完成教学活动的心理基础。

每个词都有自己的由来和故事，教师要善于发现，善于利用这些故事使学生产生联想营造情境，以情境为氛围，围绕知识点进行互动。在故事中学词汇使词汇学习成为乐趣，而且学习效果也是超出预期的，期末复习时，这两个词的故事，学生还记忆犹新，词形、词义和用法也水到渠成地牢牢记住。

二、情境交际法在语法教学中的应用

高校英语语法教学与高中语法教学最大的不同是语法课型。因为对于高校英语中的语法，学生在高中都已学过，所以高校英语语法课型类似于中学的复习课。

高校英语语法体现的语境功能为"对比体验"和"迁移运用"。

教学实例 2

本课目标语法项目是定义从句之关系代词，教学目标是让学生复习定语从句的基本结构和关系代词的运用。教师整堂课选择以"Care Your Mom"为主题进行情境营造。随着主题环环紧扣，层层展开，为学生语言的操练提供了一个完整的情境。

【教学内容】The Attributive Clause

Relative pronouns: who, whom, whose, which, that

【教学过程】

Step 1　Presenting

语音素材：关于一位更年期的母亲的故事

活动：

1. What's wrong with the woman?

2. Climacteric period is the transitional period in which/that...

··· in which the ovarian function of menopausal women will decline gradually and completely disappear.

...in which women can't pay no attention to the influence on her.

...that is one of the most important periods in women's lives.

3. A menopausal mother is a person who/that/whose...

...who has paroxysmal hot flashes, shortness of breath, headache and insomnia.

...whose emotion is unstable?

...whose memory is declining?

课程的第一个环节是倾听一段对更年期母亲的描述的音频。教师在充分输入语音素材的基础上，让学生根据情境在问答中自然运用定义从句。通过回答，引出定语从句结构，并帮助学生体会关系代词的用法和定语从句的语用功能，为后续活动做铺垫。由于情境和互动活动设计巧妙，学生在回答中所有的关系代词都能用到。

Step 2   Training

活动：

Completing "Mother's story"

【When you were still a baby...】

When you fell on the earth, she held you in her arms and she was willing to give you everything she had.

······

When you were 2 years old, she was standing by your little bed. You were sleeping and singing softly.

······

When you were 6 years old, she sent you to school, which is the best in your neighborhood.

围绕教学主题，教师精心挑选了一个沙画视频。组织学生观看沙画《母亲》。随着视频情节的展开，学生们被带入一个女孩与母亲共同成长的故事。因为女孩成长的岁月是在座的每位同学都亲身经历过或正在经历的，所以很容易引起学生的共鸣和联想。按大纲提示，要求学生想象女孩在童年时期可能与妈妈发生的故事并运用定义从句。这个练习可帮助学生在更大的想象空间中运用定语从句。

Step 3　Basic Practicing

活动

【When you are a young girl...】

When you were 12, she cautioned you not to watch so oceans of I pad shows, however, you wouldn't accept. You should always keep a terrible thing in mind, _____ is really a nightmare.

......

When you were 18, you were allowed to enter a famous university. Praised by others, you suddenly know the reason well.

Review of words, _____you really appreciate your dearest mother. However, _____ are gone.

在这个环节中，首先要求学生根据关系代词的用法完善文本，再根据图片和提示创设使用定义从句完成更多情境，完善女孩少女时期的故事，同时为下一步看图说话活动提供素材。任务难度设置层层递进，教师的控制逐步减少，学生自由操练的机会加大。

Step 4　Comprehensive Practicing

活动：

While presenting your story one by one, other students are listening carefully and making comments.

【When you are leaving her one day...】

Swear heart, congratulating for entering your ideal university. I'm proud of you, looking at the admission letter you received. When you walk away, I hope you will remember that I have taught you before and forever remember to be a nice woman.

OK?...

【The last day】

Hi, my dear baby. You have grown up.

...Your best words...

在这个环节，以续接故事的形式进行全班交流。教师在激活学生思维的同时，引导学生认识到用定义从句可以使表述更丰富更生动。鼓励学生表达要有层次要丰满，间接提醒学生在续接故事时使用定义从句。

定语从句语法课的情境设计的开放度越大、要求学生达到的思维容量就越大。教师巧妙地把定语从句融入超课本的新的情境中，精心设计活动。层层深入掌握定语从句结构和关系代词用法以及定语从句的语用功能，同时教师也对学生进行了感恩教育，让学生感悟到母爱是如此平凡而伟大。学生的表现非常令人满意。

三、情境交际法在阅读教学上的应用

情境交际的阅读教学模式不同于传统的"翻开书—跟我读—来做题"的教学模式，情境交际在阅读课中的教学是围绕文章采用社会生活实践或角色扮演精心营造情境，引导学生体验情境，激发交际活动操练巩固阅读能力。

教学实例 3

课本剧角色扮演体验情境：课本剧顾名思义把课文的内容改编成剧本，设置舞台场景学生分角色表演完成。这是一种戏剧性的学习方法。课文的选择非常重要，文章的难易程度，与实习、工作、社会生活的结合程度都是重点考虑的。我校《护理英语实用基础》这本教材中许多课文内容贴近自然生活、现实工作，情节完整，长度适中。我鼓励学生把课文改编成剧本。鼓励学生自导自演，自由发挥，合作完成。过程中尽量使用学过的单词、短语和句型。

【教学内容】How to Cope with Insomnia（如何治疗失眠）

《护理英语实用基础》*Unit Twelve Clinical Nursing*

【文章节选】

How to Cope with Insomnia

......

What causes insomnia?

Recent studies in sleep clinics have indicated that stress and depression are related to insomnia. In addition, insomnia may be result of physical illness: heart disease, breathing difficulties, breathing difficulties and other issues. If you suffered from one of the above diseases, you would face insomnia.

How can you cure it?

If you sleep, what can you do? Two things: you can eat certain foods that can help you to sleep and keep your sleep, such as milk, eggs, cheese, meat, and peanuts, apples bananas, cherries, and watermelon; and you are able to do some things that induce sleep. There are some suggestions that researchers have found out after many years of research.

……

【课前准备】

了解学生口语表达特点的基础上，按照口语水平分组（一般不少于 3 人不多于 6 人）。每组以好、中、差 1∶3∶1 搭配。各组综合能力持平。选出组长，负责组织人员，分配工作，监督推动任务顺利完成。

【教学过程】

Step 1　Leading-in

Devise specific situation

Sample: It is difficult of me to fall asleep before I'll take an operation on my heart.

活动：

Question

1. Do you suffer from insomnia? When? Why?

2. What do you think can keep you from sleeping well?

老师采用生活经历营造情境，向学生介绍自己心脏手术前失眠的经历，询问学生是否有类似经历，引发共鸣，并自然导入"如何治疗失眠"课文学习。

Step 2　Reading the text

活动：

1.在阅读和信息交流中梳理人物关系

2.获取相关信息

Main ideas: what causes insomnia? What can you do if you suffer from insomnia?

3.建议使用的句型

（1）If we slept poorly over a period of time, we would get lines in our faces...（虚拟语气）

（2）Insomnia may be caused by physical illness: itching, aches, asthma, arthritis, ulcers, and heart problem...

（3）In order to overcome insomnia, millions of Americans turn to drugs both over-the-counter drugs and...

这是半开放式阅读训练。学生为了编写剧本，首先要先读懂课文，还要掌握典型句型的用法。这需要学生运用自学策略，自己查字典，找资料，问老师来解决。

Step 3　Adapting screenplay

活动：

Adapt screenplay

Insomnia

（In Surgical Ward, the patient , Mrs. Smith, can't sleep on the eve of his operation. The nurse, Tina, perceives the upset and comfort her.）

Tina：Hello, Mrs. Smith. It's about 12 o'clock now. It seems you haven't fallen asleep yet. I find you have turned over for several times on the bed.

Mrs. Smith: Yes, I haven't fallen asleep, Miss Li. Actually, I'm very tired. I wish I could go to sleep fast, but I can't.

Tina: Are you worried about the operation?

Mrs. Smith: Not really. The doctor told me the operation would not be very complicated. The tumor doesn't cause any pain.

Tina: Did you have any experience of sleep disorders before?

Mrs. Smith: Not often, I usually fall asleep quickly.

Tina: Not often? That means sometimes you may have some sleep disorders, when did this happen?

Mrs. Smith: (En...) When I experienced some stressful or upsetting events, I found it not easy to fall asleep. And I don't like to sleep in other's house.

......

这是半开放式阅读综合训练。学生根据教师的故事，展开联想，结合自己的生活经验和护理知识，依据课文内容编写表演的脚本。要求学生不但要读懂课文，而且还要会使用重要的句型造句来编写剧本。

四、情境交际法在写作教学上的应用

护理应用文行文简洁精练、结构严谨、过程紧凑，其中采用大量名词缩略语，如 BP（blood pressure），OR（operating room）。护理应用文书写能力是护士生必备的业务能力，是护士生综合素质的重要一环。

教学实例 4

【教学内容】Medical Record for Admission—General Information

【教学模式】"Assuming—Observing—Concluding—Practicing"

【教学过程】

Step 1　Assuming—Thinking

Activity：

T: 我准备到红十字医院生小宝宝。【我指着自己的肚子（当时我正好怀孕）】

T: What will the midwife ask me when I go to see my doctor for the first time?

S: Name. / Age. / Race. / Sex.

S: Of course, Female！

教师以自己的形体语言，带出怀孕生宝宝的故事，因为对故事内容的好奇，一下子就吸引了学生的注意力。教师再通过提问，引起学生对住院记录如何填写的思考，水到渠成，导入新课"住院记录的书写"。

Step 2   Observing—Understanding

Activity：

T: Anything else beside these?

T: Let's see a piece of movie, please carefully observe and listen to the part of admission, considering the question—what general information consists of ?

T: What does general information consist of ? Besides just the given.

S1: Address. / Occupation. / Date of admission. / Date of record. / Marital status. / Pregnant.

......

教师播放入院接诊视频，通过多媒体让学生亲身观察住院登记过程。在观看前教师对重点环节提出问题，暗示学生要重点观察并记录。身临其境的观察比起老师的说教更生动更让学生印象深刻，而且留给学生更多的思考空间。

Step 3   Concluding

Activity：

T: These are patient's general information. Let's sum up them.

Ss: name, sex, age, marital status, born place, occupation, address, work unit, ID number, telephone number, date of admission, date of record, complainer of history...

这是空间更大的开放性任务，学生看完评价视频中的住院护士的登记过程的优点和不足，以他人为镜，正己身，然后学生回忆情节，归纳总结住院记录，环节，要点。

同学们对住院记录的书写总结后。根据视频，书本提示让学生自己写一篇住院记录。教师用形体语言和故事营造情境导入新课，用医疗视频带入真实的住院登记的情境，让学生亲身体会，所得到的启示和发现是深刻而且生动的，启发学生观察和思考的空间也更大，学习效果自然就更好。这堂写作课学生们完成得很好。

第五章 现代护理英语产教融合教学实践

第一节 产教融合概念

产教融合与校企合作的深度和广度不同。校企合作是"微观层面学校教学与某个企业生产过程的衔接和统一"。遵循的宗旨是：在同一框架下，双方为完成某件事而进行合作，其结果就是"××订单培养班"的出现。而"产教融合"则是从宏观层面对接产业、行业的团体性标准。首先，国家和地区在国民经济和事业发展战略和规划中做出有关产业与教育融合的顶层设计；其次，教育部门及其下属单位各院校与产业部门（含行业、企业），双方本着"以服务为宗旨，以就业为导向，以能力为本位"的原则就办学体制和办学模式进行相互适配。二者合而为一的密切关系反映了经济社会产业结构转型升级的现实需要和现代职业教育改革内涵发展的水乳交融二者相互合作,延伸至彼此的整个价值链中，成为利益共同体和发展共同体。

产教融合不同于传统意义上的以计算机技术、多媒体技术、网络技术、三维造型和向先进学习理论为基础,对相关专业知识和技能进行实践模仿的过程，不是简单的以仿真模拟为主或以单项技能为主的实训、实习，而是教学计划的组成部分，要求学生在真实的工作环境中，在教师的指导下，有组织、有目的、有要求地真刀真枪地实干真做。学习效果的考核评价以产品质量和成本效益为主要依据。因此，产教融合融专业的学习和能力的培养于一体，你中有我，我中有你。同时，国家提倡多年的素质教育不再是通过简单的开设课程来实现，而是在实战的项目中实现。

产教融合的明显优势在于：

（1）具有明显的"互利性"特征和"公益性"特征。通过产教融合，高校和企业所处的整个行业、产业能够实现资源共享。一方面，教育为企业提供竞争所必需的人才、知识和技术支撑；另一方面，企业、行业为教育提供最新的行业标准、必要的设备，解决了学校面临的资金问题，提升了教育的品质。教育在满足行业需求的同时，为社会提供了高质量的人才，实现了校企协同育人的社会责任。

（2）产教融合具有"动态调整"的特征经济结构包括产业结构、就业结构、技术结构等要素，产业结构优化升级是经济结构战略性调整的重点教育结构包括类别结构、专业结构、程度和级别结构等，它的调整受经济结构的制约，又反作用于经济结构并促进经济结构不断完善产业结构调整必然引起就业结构的变化，而就业结构的变化又反过来促进高校的专业结构调整。同时，教育结构（包含专业结构）内部也处于不断变化、改革和调整中。因此，教育结构与产业结构之间的不适应是常态，两者始终处于从不适应到适应再到不适应的动态循环和变化之中，具有"动态性"。

显然，"产教融合"意义深远，要求更高，完全依靠院校自身是很难实现的，需要有更高级的顶层设计和政策支持，才能"深化促进校企合作体制机制改革"，从而达到"产教深度融合"。

第二节　现代护理英语产教融合教材与课程建设实践

目前，高校护理英语产教融合教材相对落后。教材存在选材陈旧的问题，不能激发学生的学习兴趣、吸引其注意力；要么文章太难，超出大多英语生的实际水平，学生在跟上课程进度方面存在一定的困难。这就要求学校调动一切优质资源，编写符合自己学校情况的优秀教材。

在教材编写的过程中，必须考虑到的实际情况简要介绍如下。

（1）要切实了解学生的实际情况，即大多英语生的英语水平。高校护理英语教材的文章选材不宜太难，同时要兼顾趣味性和人文性，能够迎合时代特征，并贴近当代大学生的思想与生活。

（2）始终坚持"应用"能力的培养与体现，教材内容设计应以培养学生的英语综合应用能力为主线，减少学术性的文章，增加有趣的互动活动与口语练习。

（3）教材编写要保证质量，切忌急功近利。

第三节 现代护理英语产教融合第二课堂建设实践

第二课堂是第一课堂的有效补充和延伸，第二课堂与课堂教学相互渗透、关联紧密。重庆工商大学融智学院历来重视高校护理英语第二课堂的建设。首先，高校护理英语第二课堂可以突破教学时空的限制，为学生创造丰富多彩、自然舒适的语言环境；其次，高校护理英语第二课堂极大地丰富了教学内容，使学生能够将课堂所学应用到实际交际和生活场景中去，学生能够利用全方位的信息渠道，接触更多的文化，了解英语本土国家的历史习惯和风土人情；最后，第二课堂活动为学生提供了发挥特长和展现自我的舞台，有利于学生个性发展，同时也增加了学生的学习兴趣，激发了其学习热情。重庆工商大学融智学院的高校护理英语第二课堂建设中的具体举措如下。

一、定期开办"英语角"

英语角是英语第二课堂建设的传统举措。学校可以定期邀请不同国家的外教、留学生参加英语角，学生可以领略、接触到不同国家的风土人情，了解不同国家的历史文化，同时，真实的语言环境为学生提供了良好的听说环境。与传统英语角有所不同的是，每次学校都精心策划，并加入主题活动。比如，通过"假面舞会"让同学们感受美国聚会文化，真实参与品酒、跳舞等环节，学生在与外国友人学习文化的同时，也交流了自己的感受，从而提升了自己的英语听说能力。英语角活动开展后，我们要求参与的同学撰写报告或总结，学生通过查阅资料等方式，进一步了解外国文化，提升了跨文化交际能力。

二、不定期开展专家讲座

如果说英语角是一种"全民参与"的文化活动，那么"专家讲座"即是为这些活动的开展和学生更好的语言学习提供指导性建议和意见的平台。学校邀请的专家不仅包含语言学习方面的大师级人物，如雅思英语培训师、ACCA考试阅卷官、四六级考试评阅老师，还包含能够开拓学生国际化视野的重量级讲师。同时，学校支持国外合作高校的老师进入学生专业课堂教学。国内外专家学者与学生的面对面交流，使学生进一步地感受到语言、文化的魅力，也为学生进一步提升自我提供了机会。

三、开通网络自主学习平台

学校打造便利的外语网络自主学习平台，并鼓励教师将教学资源上传至平台，引导学生随时随地进行学习。外语网络自主学习内置资源丰富，包含新闻、美文、课文领读、课文讲解与分析、课后习题、作文评阅、四六级模拟考试等诸多板块。学生每周可以在校园机房开放时间进行定时免费学习，也可以通过平台与教师进行交流互动，极大地提高了学习效率，也节约了学生的时间与经济成本。

四、开设外语调频台

学生可通过耳机在校园内接收固定时段英文广播，英语教研室的老师们在每学期期初及时更新调频台资源，囊括最新时事新闻、官方考试听力、美文欣赏、电影赏析。

五、成立"国际语言学习中心"

"国际语言学习中心"开设多语种公选课，同时提供雅思、托福、GRE 等国际英语考试成绩提升服务及各语种一对一辅导。中心也为英语基础薄弱的同学提供基础英语补习服务，致力于为学生语言学习扫清障碍。

六、创办英语学习报

英语学习报囊括时事关注、校园新闻、专家专栏、美文赏析、应试技巧、模拟试题、优秀学生习作展示专栏及读者来信八大板块，开辟学校、教师、学生三者互动的平台，为学生提供另外一种学习途径，同时也给了他们展示自己的平台。

七、积极推行"以赛促学"

高质量的比赛能够促进学生的学习热情，使学生展现自己的同时，提高其综合素质。因此，学校鼓励学生参加各级各类的英语赛事。如全国大学生英语竞赛、大学生英语演讲比赛及全国大学生写作大赛等。学生在这些大赛中得以成长。

第二课堂是高校护理英语教学不可或缺的部分,通过丰富的第二课堂活动,我们创造了独特的语言学习环境,既开阔学生眼界、增长其语言知识,也为学生提供了语言实践和展现自己的平台。

第四节　现代护理英语产教融合实训基地建设实践

国内高校往往更多地关注其他专业教学实习实训基地的建设,很少有人会重视高校护理英语实习实训基地的建设。事实上,英语作为语言的工具性的特征是不容忽视的,而只有实际工作和生活中,这种工具性才会体现得淋漓尽致。因此,高校护理英语的实习实训教学是十分必要的。高校护理英语的实习实训教学,可通过以下途径来实现:改变传统的人才培养理念,以学生为本位,以学生就业或未来发展为导向,从思想意识上将培养学生英语知识应用技能放在首位;制订科学的实训实习方案,实习实训内容与时间安排应科学合理,符合技能训练、综合能力整合形成的过程和特点;建立专门的实习实训指导老师队伍,并提高其专业化水平;推行产教融合、校企合作,积极与企业联系,建立高校护理英语教学实习与实训基地;将高校护理英语实习实训教材的建设提上日程,助力学生学以致用。

第五节　现代护理英语产教融合师资队伍建设实践

要实现上述人才培养目标、完成高校护理英语课程改革,教师是其中十分关键的因素。人才培养的核心是师资力量,只有一流的、应用型的、国际化的师资队伍才能培养出国际化的应用型人才。

一、制定"一体两翼"的师资队伍建设目标

确定"一体两翼"的师资队伍建设目标是在现代护理英语产教融合中非常重要的一步。这一目标的核心是确保教师在教学和产业实践两个方面取得平衡

发展，以更好地满足现代护理英语教育的需求。

在教学方面，教师需要具备扎实的护理英语专业知识。他们应该对护理学科有深入的了解，并能够将这些知识系统地传授给学生。教师还应该了解不同学生的学习需求，善于运用各种教育手段和方法，提高教学效果。此外，教师还应该具备良好的沟通能力和团队合作精神，能够与学生和其他教职员工有效地进行互动与合作。

在产业实践方面，教师需要具备丰富的实际护理工作经验。他们应该积极参与实践工作，了解行业最新发展动态和实际运作情况。通过与护理实践相结合，教师可以将理论知识与实践技能相融合，帮助学生更好地理解和应用护理英语知识。

除了教学和产业实践，教师还应该具备教育教学能力和创新能力。教师需要不断提升自身的教学方法和教育心理学知识，以提高教学质量和效果。同时，他们还应该具备创新思维和能力，能够引领学生进行实际操作和培养学生的创新意识。这样，教师可以在教学过程中激发学生的学习兴趣和创新潜力，培养他们全面发展的能力和素质。

二、加大教师培训力度

为了提高教师的教学水平和专业能力，可以采取以下措施来加大教师培训力度：

1.制定全面的培训计划

根据教师的需求和发展方向，制定全面的培训计划。该计划应包括教学方法、教育心理学、护理英语教学策略等方面的培训内容，确保教师能够全面提升教学水平。

2.组织定期的培训活动

定期安排教师培训活动，包括内部讲座、讨论会、研讨会等形式。这些活动可以提供教师之间的交流机会，共享经验和教学方法，促进彼此的成长和进步。

3.鼓励参加学术会议和研讨会

为教师提供参加国内外学术会议和研讨会的机会和资金支持。这些会议和研讨会可以提供最新的学术研究成果和专业知识，帮助教师保持专业素养和学术交流能力。

4.建立技术培训中心

建立专门的技术培训中心，为教师提供实践操作技能培训。该中心应具备现代化的实验设备和模拟环境，帮助教师熟练掌握最新的技术和操作方法，提高实践能力。

5.提供个性化的培训支持

根据教师的不同需求和职业发展规划，提供个性化的培训支持。可以通过制定个人发展计划、安排指导教师等方式，帮助教师在专业领域有更深入的发展。

6.建立评估机制

建立教师培训的评估机制，对培训效果进行评估和反馈。通过教学观摩、学生评价、教学成果等多种方式，评估教师的教学水平和专业能力，并及时给予肯定和改进建议。

通过以上措施，可以加大教师培训力度，提高他们的教学水平和专业能力。这将有助于提升护理英语教育的质量，培养出更优秀的护理人才，为护理事业的发展做出更大的贡献。

三、鼓励教师提升学历

鼓励教师提升学历是提高教师教学质量和专业能力的重要措施。以下是可以采取的具体措施：

1.设立奖学金和资助计划

为教师设立奖学金和资助计划，鼓励他们参加硕士或博士学位的学习。这些奖学金和资助计划可以包括学费补助、生活补贴等，减轻教师学习的经济负担。

2.开展在职教师学历提升项目

针对在职教师，开展灵活的学历提升项目。这些项目可以采用弹性学制，提供多样化的学习时间和方式，使教师能够平衡工作和学习。同时，还可以提供在线学习资源，方便教师随时随地进行学习。

3.与高校合作开展教师进修项目

与其他高校建立合作关系，开展教师进修项目。通过与高校的合作，教师可以参加短期课程、专题讲座、研修班等，丰富他们的知识和教育背景。这些项目可以针对不同学科和专业领域，提供专业的学术培训。

通过以上措施，可以鼓励教师提升学历，提高他们的学术造诣和专业能力。这将有助于教师更深入地掌握教学知识和方法，提高教学水平，为学生提供更优质的教育。同时，教师的学历提升也能够提升整个教育系统的专业水平，推动教育事业的发展。

四、设立专项基金，培育科研队伍

设立专项基金用于支持教师开展科研项目，是培育科研队伍的重要举措。以下是具体措施：

1.设立专项基金

学校可以设立专项基金，专门用于资助教师的科研项目。这些基金可以包括科研启动资金、科研设备购置经费、科研差旅费等。通过拨款给予教师经济支持，激发他们的科研潜力，促使他们积极投入科研工作。

2.鼓励实践与科研结合

科研项目可以与护理实践相结合，解决实际问题。这样既能满足实际需求，也能促进科研成果的应用和推广。鼓励教师将科研成果应用到护理教学和实践中，提高教学质量和临床实践水平。

3.提供科研培训和支持

学校可以组织科研培训课程，帮助教师提升科研方法和技能。同时，学校可以提供科研指导和支持，例如指导教师申请科研项目、撰写科研论文等。通过培训和支持，提高教师的科研水平和能力。

通过设立专项基金，激励教师进行科研工作，可以有效培育和壮大科研队伍。教师在开展科研项目的过程中，不仅能够提升自身的科研能力，还能够促进学校的科研实力和创新能力，为护理领域的发展做出贡献。同时，科研成果的应用也能够推动护理教学和实践的改进，提高护理服务的质量和效果。

第六章 现代护理英语"互联网+"教学实践

第一节 现代护理英语"互联网+"教学的优化整合

一、互联网与英语教学整合的意义

互联网在当今教育事业发展中的推动作用是难以估量的，但是若要促使互联网更好地为英语教育事业服务，还必须实现两者的有机整合，采取有效手段，将两者的积极作用结合到一起，最大限度改变广大师生观念，为未来教育发展奠定坚实的思想基础。

（一）转变学习观念

对于学科生态影响因素来说，计算机技术发展以及课程整合等都会对发展效果产生较大影响，直接关系到学科发展未来。从今后学生学习渠道来说，已经不再是简单的依靠书本，而是借助互联网在浩瀚知识海洋中遨游，打破固定教师以及固定班级等的单向知识传授方式，采取新型学习方式，将计算机网络作为知识获取中介，做到学习内容的自主选择以及合理接受，并在科学加工以及适时反馈基础上相对轻松的学习自己感兴趣的知识，最终实施个性化学习，完成发现学习任务。新型学习方式的中心是学生，不再是教师或者是课堂，并且自主学习以及合作学习将发展为英语学习的主流，不断增强自身探究能力，主动获取更多知识。实际上，学习格局变化受到互联网发展的极大影响，未来发展趋势会越来越好。

根据相关专家学者们的观点，互联网属于物化形态技术以及智能形态技术同步发挥作用的产物，具有非常强的智能化以及数字化，而且未来还会向着网络化及个人化方向发展。在互联网技术广泛应用背景下，与之相关的产品也在不断更新，可以说产品周期逐渐缩短，进而涌现大量新兴科技，具有知识总量日益膨胀的特点，而且知识更新速度也在加快，甚至出现了所谓的"知识爆炸"。

从某种程度上讲，信息及知识都在频繁更新换代中，而且知识极度膨胀，可以得到快速更新，最终将会影响高校护理英语课堂教学情况，使传统教学模式陷于尴尬境地。具体来说，大量新知识将会加入到传统英语课程中，这样就会增加课程内容，进而加重学生负担。高校护理英语教学期间，课程时间是非常有限的，也就是说学习者的实际学习时间是一定的，在科技快速发展以及信息增加的背景下，学生面临的现实挑战会更大。基于这种局面，高校护理英语教师应该怎样应对呢？一个非常关键的做法就是改革，对传统学习方法进行创新，改变英语学习单纯继承特点。新课程传授的过程中，依然要注重一些基础知识教学，进而培养学生创新能力，增强学生适应新型学习方法的能力。对于学生来说，必须要学会学习，并具备终身学习以及自主学习的能力，能够对自身知识结构进行不断更新。英语知识学习期间，英语教师应该指导学生掌握认知方法，即要求学生自主发现知识，采取有效方法获取新知识，并不局限于知识本身。信息时代知识增长速度非常快，如果依然实施传统教学，只注重知识本身教学，则最终学习到的知识会很快过时，进而难以适应人才市场的需要。当学生学会自主认知之后，就掌握了一定的学习方法，这样当其正式步入社会，参与工作之后，就可以自主更新知识库，自学一些工作中可能会需要的技能，获得更大的自主权。

从某种程度上讲，高校护理英语常见传统性学习方式分为维持性学习以及接受性学习，而新型学习方式则有创新性学习以及建构性学习等方式。具体来说，维持性学习属于继承性学习的一种，而采用创新性学习方式进行知识接收，必须要正确处理"学会"和"会学"两者之间的关系。对于接受性学习来说，学习中心在于教师，学生扮演着被灌输者角色，与其相对应的在于建构性学习，即将学生作为中心，重视学生自主构建知识体系。随着信息化技术的快速发展，传统维持学习方式将会发生巨大变化，逐渐转向创新学习。为了真正实现教学目标，实际教学中应该做到计算机网络以及课程两者的优化整合，为未来教育提供便捷服务。

（二）拓展学习资源

传统的英语教学方式主要依赖于教科书、教师讲解和学生课堂学习，学习资源相对有限。然而，通过互联网，学生可以获得更加丰富、多样化的学习资源，从而提升他们的学习能力和效果。首先，互联网提供了丰富的英语学习资料。学生可以通过在线课程平台学习来自世界各地的英语教学视频和教材。这些资源不仅能够帮助学生巩固基础知识，还能够引导学生学习更高阶的英语技能和知识。此外，互联网上还存在大量的英语学习网站、应用程序和社交媒体平台，学生可以通过这些平台进行在线学习、参与讨论、分享学习心得。这些资源的丰富性和多样性使得学生能够根据自身需要和兴趣选择适合自己的学习内容，进一步扩大了学习资源的范围和内容。其次，互联网拓展了学习资源的时空边界。传统的英语教学通常局限在课堂内，而互联网使得学习不再受制于时间和空间的限制。学生可以根据自己的学习进度和需要，在线观看教学视频、参与在线辅导、进行在线测试等。这种学习方式不仅能够提高学习效率，还能够帮助学生更好地安排学习时间，自主选择学习内容。此外，互联网还提供了各种学习工具和应用，如在线词典、语法检查软件、听力练习网站等。这些工具能够帮助学生更加方便、高效地学习英语。比如，在线词典可以帮助学生随时查询生词的释义和用法；语法检查软件可以帮助学生及时发现语法错误并进行纠正；听力练习网站可以提供大量的听力材料和练习题，帮助学生提高听力理解能力。这些学习工具的应用使得学习变得更加便捷、灵活，有助于提升学生的学习效果。

（三）提升学习效率

互联网与英语教学整合的一个重要意义是提升学习效率。通过互联网的弹性学习、多样化学习资源、个性化学习和学习工具与应用，学生可以更加方便、灵活地进行英语学习。这样一来，学生能够更好地利用碎片化时间进行学习，并且根据自身需求选择适合的学习内容和学习方式,从而取得更好的学习效果。

1.弹性学习

互联网使得学习不再受制于时间和空间的限制。学生可以随时随地进行在线学习，根据自己的学习进度和需要进行安排。无论是在家、在学校还是在旅途中，学生都能够灵活地安排学习时间。

2.多样化学习资源

互联网上存在丰富多样的学习资源，如在线课程、教学视频、教材、练习题等。学生可以根据自己的学习需求和兴趣选择适合自己的学习内容。这样一来，学习资源更加贴近学生的实际需求，能够提供更好的学习效果。

3.个性化学习

互联网提供了个性化学习的机会。通过在线学习平台或学习应用程序，学生可以参与自适应学习，根据自己的学习情况和水平获得量身定制的学习推荐和反馈。个性化学习不仅可以提高学习效率，还能够使学生更有动力和兴趣进行学习。

二、互联网与英语教学整合的研究要点

高校护理英语教学发展期间，相关工作人员必须要注重整合观念，探索新教学模式，进而促进新模式的贯彻落实，实现高校护理英语教育事业稳步开展。从某种程度上讲，高校护理英语教学方面的改革创新应该在不断探讨以及深刻研究的过程中得以实现，并获得快速发展，将互联网以及英语教学整合到一起，并实现其逐步成熟。但是，相关研究结果显示，高校护理英语教学中的新模式应用存在诸多问题，包括思想观念以及教学组织等多个方面，这要求教育工作者针对问题，制订有效解决方案，最终实现教学改革的科学化以及规范化。具体问题主要体现在如下几个方面：

（一）教学茫然

部分高校护理英语教师在实际英语教学期间会存在一定的盲目性，主要表现在教材内容是什么样的，教学内容就是怎样的，教学思想沿用传统教学思想，不能意识到教学创新的价值，对于未来教学没有自己的思考，可以说是机械式教学。有的高校护理英语教师采用精读模式开展英语教学，"填鸭式"以及"满堂灌"特点比较明显，让学生感觉枯燥无味，难以真正摆脱教师为中心的被动式教学现实，学生在被动学习中难以提升自身的学习效率。此外，有的高校护理英语教师受到长期传统教学模式的影响，语言实践机会逐渐减少，最终导致自身知识结构不够完整，不能够独立思考问题，难以形成系统化体系，不利于

学生语言能力培养，难以改善传统教学现状，甚至还会对学生创造力提升产生阻碍，严重影响学生综合能力培养，也会对高校护理英语教育事业发展产生消极影响。

（二）教材的利用率不高

随着"互联网+"时代的到来，不少高校和出版社也纷纷与时俱进，力求开发和采用"立体式"教材，然而在实际的课堂应用上，这些"立体式"教材的各种优势却很难得到发挥。这是为什么呢？究其原因，我们发现：不少教师在进行新教材内容教学时，采用的方法依然是传统讲解方法，这样一些教材特色就难以得到开发利用，不利于发挥教材的真正价值；也有教师所在学校因为"立体式"教材使用所需的条件不成熟，如没有配套的多媒体教室或者学习电脑配置不符合使用要求等，阻碍了教学模式顺利实施。

（三）教师观念转变相对滞后

在高校护理英语传统教学模式下，教师扮演着知识传递者和讲授者角色，教学主体更多的时候是教师，且师生互动相对较少，影响学生主动性以及教学活动参与性，特别是随着移动互联网的背景，学习资源更加多样化、复杂化，一些高校护理英语教师不具备资源优质提炼能力，且信息技术应用水平也相对较低，不能促进现代化教学技术的科学应用，这样就难以满足趣味性以及个性化的高校护理英语教学要求，不利于微课视频以及多媒体教学课件在英语教学中作用的发挥，教学互动平台也得不到大力构建，难以使学生真正参与到实际教学活动中，阻碍了学生学习潜能大力激发，最终影响到学生自主学习水平的提升。此外，有的高校护理英语教师现代互联网应用观念相当滞后，仅仅是将现代化设备作为一台"录音机"，只将其应用到高校护理英语听力课上，不能够充分发挥计算机网络的根本作用。即便是部分教师比较认可先进理念，能够认识到以学生为中心的教学思想的先进性，意识到学生应该主动建构知识体系，然而在具体教学实践期间，还是表现得十分困惑，难以真正走出传统教学的模式。

（四）课外自主学习困难重重

通常情况下，自主性学习会从问题形式的有效呈现出发，学习的出发点在于好奇心，需要学生自己积极面对学习中的疑点以及难题，并驱使自己主动思考问题以及分析问题，进而寻找问题处理方法，最终获得知识，掌握学习技能，增强自身创新能力，实现情感发展。与此同时，高校护理英语自主学习要求学生具备强有力的独立学习能力，掌握独立思考方法，可以及时发现问题，然后采取有效措施解决问题。在"互联网+"背景下，教育工作者必须要认识到英语教学现状，认识到英语教学是一种国际语言教学，必须要转变教学理念，并实现教学手段及方法的先进性，采取灵活的教学形式，积极创设自主学习环境，建立新型师生关系，在相对开放的学习环境中实现学习资源共享。根据新模式实际教学要求，教师应该为学生保留一定课时实施在线自主学习。如果学生在线学习效果不好，则非常关键的原因就在于课堂教学内容以及网络学习内容相似性较强，重复性学习导致学生兴趣不强。

（五）能力测试方式比较简单

目前，为了更好地对高校护理英语教学情况进行反馈，必须要重视英语能力测试。然而，常见能力测试方式比较简单，往往采用纸质考试形式，主要方式是笔试，并简单地将笔试成绩作为高校护理英语能力评价标准，严重忽视应用技能测试。在现代社会快速发展的基础上，很多企业以及单位的所需人才是具备一定管理知识基础以及商务服务能力的实践性人才，然而目前高校教育在英语教学方面的目标是简化的。很多人都没有真正认识高校护理英语这门课程的基本性质，仅将其作为普通课程来教学，而忽视了英语是一门语言，在具体教学过程中，教师应该从语言本质出发开展教学活动。我国英语等级测试过程中，存在测试内容相对单一的问题，一般由单词、语法以及词组等基础理论知识组成，仅凭纸质试卷就能够判定学生英语水平，是非常片面的，难以对学生的英语实际沟通能力进行测试，不利于高素质以及多技能应用人才的培养。很多毕业生难以满足企业岗位要求标准，最终影响企业单位发展壮大，更不利于学生未来事业的长远发展。

第二节　现代护理英语"互联网+"教学的实践路径

现阶段，"互联网+"英语逐渐进入高校，成为英语教学改革重要发展趋势，但是高校"互联网+"英语教学实践中却存在诸多问题，包括教师信息素养水平相对较低以及信息化教学水平低，难以充分发挥互联网在高校护理英语教学中的作用，难以达到学生满意度等。大部分高校护理英语教师自身信息素养不高，信息化教学活动开展效果一般，尽管学生对于信息化教学具有浓厚兴趣，然而信息化教学却达不到其期望值。

在上述发展背景下，高校护理英语教学必须要将"互联网+"理论作为支撑，发挥网络技术优势，积极创设高校护理英语网络教学素养环境，加快信息化技术的大力开发应用，搭建多元化的资源共享平台，在一定程度上提升信息资源利用率，获得最佳教学效果，借助高校护理英语教育以及网络信息资源两者的结合，有效发挥现代化技术优势，为高校护理英语教育改革提供技术保障，从而更好地培养符合时代发展趋势的高素质英语专业人才。

一、树立客观信息化教学意识

客观信息化教学意识是指教育者需要客观认识到信息化教学已经是新时代英语课程教学必不可少的一部分，在教学中，教师需要持有正确的信息化教学意识，利用信息化改进教学模式，提高教学质量。从信息化英语教学意识产生原因上进行分析，一个非常重要的因素是我们对先进教学方式的赞同，确保教育者对该观念持认同态度，从而更好地对整个教学步骤以及行为方式进行调整，在一定程度上发挥技术潜力，借助网络教学优势为英语教学提供优质服务。从信息化意识培养途径分析，树立客观信息化教学意识与教师教学体验息息相关，还关系到教师生活环境以及教师自身的文化历练，要求高校教师在实践中注重该能力的锻炼，从而树立较强的信息化意识，并提升综合信息素质水平。

（一）信息化教学是教学发展趋势

"互联网+"教育的一大特色就是信息化。信息化教学凭借其高效性、便利性和趣味性，在高校课程教学中起到了积极的作用。随着高校课程改革的深入，信息化教学已然成为当前课程教学的一大趋势。国内各大高校各门课程都在不同程度地开展着信息化的课堂教学改革与探索。高校护理英语作为学生提升国际交流能力和综合素养的一门必修课程，应发挥自身优势，推进高校教育稳步发展。

（二）信息化教学是重要教学手段之一

信息化教学归根结底是一种教学手段，最终的目的就是提升课堂教学质量。借助信息化手段，可以促进课堂教学中呈现一些弊端得到顺利解决，如教学内容枯燥、教学形式单一、交互式较难落实等。然而，高校护理英语教师应科学应用信息化技术，发挥其教学辅助作用，而不是主导作用，教师必须要结合教材内容采用相应的信息化手段。

（三）信息化教学致力于实现高校护理英语教学快速发展

实际上，每一种教学手段的最终应用目的都在于学科教学目标的实现，提高教学质量，信息化教学也不例外。因此，在信息化教学的设计过程中，必须一切从提高教学质量角度出发，巧妙灵活地开发课程资源创设学习情境，凭借多样化教学方式吸引学生，激发其学习兴趣，促使学生独立思考，确保每位学生都能够保持在最佳学习状态，为后续学习打下坚实基础，增强英语学习效果。

（四）信息化教学应重视因人而异

目前，信息化教学属于全新教学模式之一，实施期间必须要将优化教学过程作为发展任务，一切教学活动都是为了学生学习，坚持学生为中心原则，大力挖掘学生主动学习潜能，采用会话情景教学、合作交流教学以及相互探讨教学等方式，实现学生自我价值，明确信息化英语教学基本标准，在现代化技术辅助下摒弃陈旧观念，切忌机械地复制，转变"填鸭式灌输"教学模式，提高效率。

（五）信息资源应服务于教学

高校护理英语教师在实施信息化教学前必须要明确教学目标与任务，进而做到有的放矢，防止因信息化意识标准偏差影响实际教学效果，也避免使信息资源服务于教学的优势得不到充分发挥。比如，高校护理英语教师为了发挥网络资源优势，可以借助网络资源设计多媒体课件，并为学生提供大量教学素材，方便学生浏览下载，扩大学生学习视野，在一定程度上充实知识能量。此外，高校护理英语教师应重视多功能教室的使用，借助语言实验室进行英语教学，发挥这些网络资源在整个教学实践中的价值，指导学生们进行角色模拟学习以及情境对话学习等，在多样化教学模式的应用下训练感受英语知识，促使学生掌握未来职场可能会需要的技能，增强学生学习的针对性。

二、设计优质信息化英语教学模式

当高校护理英语教师都具备信息化意识之后，就应该考虑如何合理利用信息技术，应不断增强信息技术利用率，使其成为高校护理英语教学重要资源。

目前，高校护理英语信息技术利用率在逐年增高。与此同时，信息技术教学效果也有目共睹，大部分教师都非常认可其优势，然而仍有一部分教师自身水平不够，难以快速掌握信息技术应用方法，使其得不到灵活应用，导致英语课堂实践缺乏优质资源。就学生学习而言，大部分学生认为信息化教学容量过大，且教学速度相对较快，一些难点问题不能够顺利理解，还有的学生指出教师的信息化教学忽略了信息教学内容，仅注重信息技术本身优势。

上述问题与教学设计信息相关。高校护理英语教师无法将信息化教学的优势和特色与课程的性质和目标相结合，设计出与教学任务和主旨一致的信息化教学模式。同时，由于教师没有将信息化教学技术与学生的实际情况相结合，导致信息化教学信息量过大过快及过于关注信息本身的问题。在信息化教学中，优质的英语课程教学设计能力是高校护理英语教师必备的技能之一。那么，如何设计优质的信息化英语教学模式呢？

首先，开展充分和具体的学情分析。学情分析是教学的前提和必备步骤。教师只有充分了解授课对象的具体情况，才能设计课堂教学活动。高校护理英语信息化教学中，学情分析显得尤为重要，尤其是当信息化带来的信息量超过学生实际接受能力、信息闪过速度超过学生接受范围时，只有把握好学生的具体情况，才能设计合理有效的信息化教学活动。

其次，结合授课内容对信息进行筛选，从而增强信息技术应用的针对性，合理区分重难点问题，要有选择地应用，发挥信息技术的辅助价值，反之，会对英语教学产生不利影响。信息化教学手段的一大优势就是有助于提高课堂教学效率，这里的效率指的是单位时间内的教学内容增加。因此，教师对优质资源的筛选能力显得尤为重要。

再次，根据具体学情设计课堂教学活动。信息化的英语课堂活动设计，要体现信息化辅助英语课堂教学的优势，根据英语的听、说、读、写、译五大技能的不同特点设计不同的活动，提高学生的课堂参与率和技能培养的有效率。

最后，增强高校护理英语教师技术应用能力。随着教学改革的日益推进，信息化教学模式更加优质。但是需要注意的一点就是，英语教师应增强信息素养，不断学习实践技能，致力于掌握更加丰富的信息教学技术，并不是掌握简单的操作方法，必须要强化深度学习，能够准确把握信息时代发展特色。高校护理英语教学应根据课堂内容与教学要求，对教学手段进行优化，并及时更新教育观念，纠正不良教学行为方式，为高效英语课堂教学提供服务。

（一）设计原则

就教学设计原则而言，高校护理英语信息化必须结合高校教学特点，准确分析现实存在的相关问题，坚持建构主义理论指导，强调创造性能力培养，重视学生思维锻炼，紧紧围绕教学目标开展教学活动，并充分体现学生主体地位，实现教学思想与建构主义思想主旨的吻合。与此同时，信息教学模式必须要具备一定的层次性，有时可能会存在学习者水平差异问题，这时就要求教育工作者根据实际情况，对其进行优化调整，最大限度地发挥教学模式的最大价值。此外，在高校护理英语教学期间，必须注重学习环境创设，充分利用学习资源。具体来说，高校护理英语教师需要遵循以下信息化教学原则。

第一，最大限度增强信息资源利用的高效化。

第二，教学期间应该将问题分析作为主线，并注重任务驱动，在教学情境体验中完成知识教学，促使学生熟练掌握相关的学习技巧。

第三，培养协作学习精神。

第四，重视学生自主学习。

第五，强调学习效果评价，实现评价过程的科学化。

（二）原则设计重点

高校护理英语学科教学不仅要重视上述原则,而且还应该分清楚设计重点,具体如下。

1.设计情景主题

高校护理英语教师需要结合不同教材特色合理选择内容,并根据教学侧重点科学分配各个单元的知识点,围绕学习目标与拓展目标,制定授课知识框架,及时调整教学进度,明确教学主题。根据访谈调查发现,很多学生对于高校护理英语情景教学并不十分满意,认为教学环境可以得到更好的改善。从某种程度上讲,直观形象情景属于英语教学的重要特性之一。在传统教学模式中,语言应用环境往往比较缺乏,借助情景教学可以增强教学效果,使学生具备英语直觉认知,实现情景教学的生动化与形象化。与此同时,情景教学需从学生兴趣出发,结合教学目标营造特定情景,帮助学生融入教学活动中,产生信息情感交流冲动,不断对学生进行启迪,充分发掘学生潜力,达到最佳教学效果。对于一般讲授式教学来说,通常是依靠教师以及多媒体进行教学,限制了英语语言情景体验学习。基于此,高校尝试建立各种各样的语言实训室,将学生置身于全英语环境下,有助于学生语言训练的开展。

2.创设情境

设计教学环节过程中,高校护理英语教师应充分利用信息技术资源,发挥其趣味性强以及信息容量大的价值,突出视听一体化优势,并从教学实际出发,借助网络下载等方式创设教学情境,增强学习者积极性,在一定程度上还原真实语言应用环境,有效优化英语教学内容。根据相关研究结果显示,形式活泼多样以及实现视听结合的呈现方式,可以更好地引发学生注意,保证学生在实际情景中顺畅交际,强化师生互动,提升语言交流水平。

3.设计自主学习模式

高校护理英语教师需结合已选择的方法,应用信息化技术科学设计自主学习方式。自主学习模式实践中,教师必须要考虑到学生的中心地位,凸显学生主动性、积极性与创新精神。当学生处于不同英文情境的时候,可以拥有更多外化知识的机会,有助于培养知识应用精神,还能够帮助学生进行成果反馈,强化自我管理。现阶段，一些高校护理英语仅发挥修学分作用，只要求英语及格即可，严重忽视课堂参与度。但是，英语是当今世界的通用语言，如果能够熟练掌握英语，则能够为今后就业发展提供更多机会，有助于推动个人未来发展。高校护理英语教师采用传统讲授方式进行英语教学，难以让学生有效领悟英语与个人发展的关系。实际上，学生基础差仅是一种借口，若能采用自主学习模式开展高校护理英语教学，则不仅能增强学生参与度，而且能创造更多知识应用机会，帮助学生学习到更多的英语文化，进一步掌握丰富英语语言技巧，从根本上提高其英语学习兴趣。

三、推进信息化教学资源开发

现阶段，信息化信息教学资源越来越多，包括数字文献资料以及网络课程资源等。就教学资源常见呈现方式而言，一般有 WORD、PPT 等，教学活动开展期间还会播放音频、动画等，并倡导学生合理利用互联网进行线上学习。

从某种程度上讲，我国高校具备非常齐全的设施配备，教学资源也相对丰富，基本上能够实现现代化教学，可以为英语教师教学提供有利的技术条件。但是，高校护理英语教学普遍存在诸多问题。比如，网络课程开发水平较低，信息技术应用资源不够优质以及在线活动反馈不及时等，还需要对教学评价系统进行优化改善。资源开发力度严重不足，不利于教育信息化事业改革发展，进而影响到英语课堂教学创新。基于此，高校应建立大量优质资源库，最大限度扩大资源覆盖面。此外，高校在针对教学评价体系改革方面，必须要树立规范化新风向，可以采用互联网答疑以及师生网络互动等方式提升改革水平。多媒体教学应该加大灵活运用力度，尽量为广大师生搭建更广阔的平台，多渠道开展信息化教学活动，充分利用好图书馆中的相关文献数据库以及学校语言实验室等，对信息资源进行不断拓展。高校护理英语教师还应树立客观教学意识，合理设计优质英语教学模式，在一定程度上加快教学进程，并结合教学实践不断提升教学资源开发水平，发挥信息化时代优势，真正为英语教学提供便捷服务。

针对教学资源开发，教育工作者应实现教学情境与手段的有机结合，发挥远程网络优势,在具体情境中不断提升学生学习水平。目前,网络资源开发能够为师生提供大量包罗万象的信息,做到足不出户了解关于文化科技以及人文等方面的知识,扩大视野,进而有效投入到实际教学中,帮助学生更好地进行学习。按照高校护理英语教学要求,英语学习情境设计的时候,必须要从学生关注点出发,了解学生日常生活涉及的相关内容,增强设计的针对性,着眼于学生感兴趣的知识点,这样才可以提升教学成效。与此同时,课堂信息必须要不断扩展,逐渐从师生交流向着多角度互动转变,并结合生活实际,创新训练方法,对英语教材进行活化,促使学生在情景中学习,并根据现有所学知识点,加强实际操练,提升知识应用水平。

此外,创设英语情境能够反作用于教学资源开发,为其提供有利条件,可以在一定程度上培养学生交际能力。高校教师设计情景以及话题任务的过程中,必须有意识地激发学生动机,确保学生以更好状态进行学习。

四、培养信息化环境下自主学习能力

高校护理英语教师应倡导学生开展在线自主学习,最大限度提升网络应用频率。自主学习主要是指自我学习欲望的外化表现,其不仅要求教师倡导,而且还需学生增强求知欲,端正学习态度,提升自觉性把握水平。日常教学中,部分学生认为信息化教学存在诸多不足,主要表现在代替了一部分师生互动,而且信息化教学容易导致学生学习态度散漫。有的学生甚至将与教师的反馈以及学习态度等都归结到英语信息教学中,不能够意识到是自己自主学习能力不足的表现。实际上,学生英语自学应该充分发挥信息化技术作用,积极创设灵活物质环境,使自学能力提升成为可能。教师在激发学生兴趣以及创造语言环境时,都需运用信息技术指导教学,以凸显教师的主导作用。此外,学生自主能力培养期间,教师应该发挥监督指导作用,采用信息技术为学生提供动力,提高英语教学质量。

(一)自主学习现状

学生的英语水平是参差不齐的,且学生普遍英语基础薄弱,自主学习能力差,学习兴趣不高,再加上词汇量有限,难以深入理解英语语句以及段落等,最终产生心理落差。此外，大多数学生没有课后主动搜索资料的习惯，难以制订有效的学习计划，即便是已经制订了计划也不能够长期坚持下去。

1.缺乏理论指导

从某种程度上讲，教师理念更新以及角色转变在英语自主学习中发挥着至关重要的作用，是首要突破点。基于此，高校教师必须扮演教学改革重要实践者的角色，加强自主学习引导。但是，一部分高校教师不能够真正转变理念，也没有系统化二语习得思想支撑，不能从学生特点入手，而是盲目追求学习形式创新。随着网络大力普及，大量高校教师紧追时代发展潮流，在课堂中运用多媒体课件进行教学，然而很多流于形式，直接将原来的纸质教案以多媒体课件形式呈现，授课内容没有改变，依然传授语言知识，错误地将课后自习认为是学生的自主学习，学生自主学习指导不足，自主学习环境也相对缺乏，不利于资源创建，最终造成课堂教学以及自主学习严重脱节，各自发展为个体。

2.自主学习意识弱

目前，学生受传统教学模式的消极影响，不能够真正转变学习观念，存在自主学习意识差的问题，英语也不例外，英语学习动机一般为考试或者获取毕业证书，对英语具有浓厚兴趣的学生很少，因热爱西方文化而学习英语的学生也比较少。大部分学生对于教师教学过于依赖，没有自己的学习计划与学习策略，难以独立管理学习任务，不能够在监控以及反思中有效调整自我，不利于学习效率的提升。

3.教学资源利用率低

从高校教学资源上分析，高校教学资源存在单一的问题，常见学习材料包括教材以及教辅类书籍等，教学内容实用性不强，难以激发学生兴趣，进而影响高校应用型人才培养。在信息技术日益发展的背景下，网络资源已经非常丰富，然而受高校教师素养水平的限制，很多教师更愿意应用传统教学模式开展教学，对自己的技术操作水平信心不足，难以充分利用网络资源，有效发挥其辅助作用，最终使信息资源在英语自主学习中的优势得不到体现。

（二）构建自主学习平台

借助信息化技术，高校护理英语教学可以探索更多新型教学方法，在发挥现代化媒介作用的基础上凸显学生主体作用，进而激发兴趣，从根本上提升教师教学水平，促使学生学习效率大大提高。

高校教育工作者应从学校实际条件出发，并分析学生学习所需，积极构建共享互动的自主学习平台，可以在学习资料库的帮助下，大力培养学生自主能力，并通过信息元素支持，实现声音、图像以及视频等多种素材的融合，创设真实生动的英语教学情境。

实际上，学习资源库内容是非常丰富的，可以涵盖各类考试试题以及知识点分析等。例如，借助资源库可以下载四级考试真题或者预测题等，并同步附答案以及听力稿，为学生考试提供便捷；与此同时，资源库中还包含大量与国外文化或者是风土人情相关的内容，有助于学生学习英语文化背景，了解异域风情，促使学生更好地欣赏学习新知识，最大限度了解课外知识，充分激发学生热情，使学生眼界开阔，更好地记忆单词句式。在信息资源库建设过程中，相关工作人员可以适当增加在线阅读模块，并整理大量相关的英文时政话题，包括BBC新闻或者是VOA新闻，还可以添加一些英语学习视频，选取比较热门的节目，引导学生相互讨论交流，允许学生在留言板表达自己的观点。学生可以结合目前英语水平或者关注点，充分运用信息资源，在一定程度上提升英语应用能力，增强自主学习能力。

为了促进学生能力培养，高校教师可以指导学生提前了解课程性质以及相关教学方法，建立英语网络平台，设置课程介绍以及教学计划等，并上传教学课件，布置自我检测作业，还可以增设互动栏目，在任课教师熟练信息技术操作能力的基础上，科学发挥网络软件优势，增强软件应用水平。

1.课程介绍

高校护理英语教师应该确保每个学生都能够清楚了解课程要求、具体教学内容框架以及进度情况等，让学生理解考核方式。当所有学生都能够明确课程性质后，学生围绕学习目标参与教学活动，能最大限度地减少盲目性，实现有的放矢，从根本上增强学习效率。教师在进行课程介绍时首先应让学生明白其课程设置的目标、各项模块的使用方法、考核方法等。教会学生对模块中相关栏目，如课程信息栏、课程作业栏、辅助功能栏等的合理运用。教学材料栏、课程通知栏、答疑讨论栏、在课程介绍时让学生清楚自己要学什么、怎么学等。

2.教学计划

教学计划一般结合教材内容以及学生实际学习进度制订。在教学计划的指导下，学生能够正确把握教学难点以及重点内容，围绕每个主题的核心内容进行学习，并构建系统化框架体系，在课后作业设计环节也应该按照学习计划去完成。例如，高校护理英语教师可以借助微信进行英语教学，在科学安排计划的前提下，发挥教学载体的最大价值，并根据实际情况进行优化调整，积极应对移动互联网的课程安排，准确掌握微信功能，实现两者紧密结合，增强教学内容的可行性，仔细分析课程计划，提升计划的可操作性。

3.教学课件

高校护理英语教师需结合教学需要以及授课实际，发挥多媒体资源积极作用，快速制作教学课件或者是电子教案。通过多模态课件，实现文字、图像以及声音等的融合，体现载体多样性。从某种程度上讲，多媒体课件具备多样性以及集成性等多种特点，而且还能够实现交互分布，有助于发挥数字化时代的优势。此外，信息化课件能够快速传递信息，并多维度开展教学活动，可结合班情整合目标。从方式上进行分析，具有较强的灵活性，有助于调动学生感官，增强其学习积极性，更好地辅助学生预习以及复习学习内容，在一定程度上节省时间，并促进教学效率的大大提升。

4.自我检测和作业互动

网络平台中的自我检测以及作业互动，发挥的最常见的作用就是课后知识练习，还可以随机出题测试。一般情况下，题后都附有参考答案，有助于学生自主化学习。借助网络平台，学生还能够进行做题反馈，了解自己知识的实际掌握进度，并及时寻找解决对策。与此同时，学生可以凭借协作学习，实现与教师的在线互动交流。如果教师暂时不在线，则可以采用离线方式留言，这样教师下次登录时就能够看到信息，进而与学生进行交流探讨。此外，借助自主平台，高校教师可以清楚了解学生任务完成情况，并随时掌握学生学习进度情况，及时查看学生做题效率以及出错率，然后就出错率相对较高的试题进行针对性教学，还可以就课堂难点实施专门讲解，促进学生基础知识掌握，训练学生基本技能，最终帮助学生寻找符合自身学习需求的学习手段。

此外，信息化英语学习平台的构建，能够在一定程度上促进教师开展网络教学实践，借助交互开放资源，及时更新信息，扩大容量，进一步为英语教学提供可读性强的语料素材，建立语言环境平台。随着网络资源的日渐丰富，信息教学的灵活性更强，可以在相对较短的时间内快速筛选有用信息，从而为学生提供多视角知识学习机会，有效提升学生应用能力，减少无效信息对学习的干扰，也能够节省信息转换时间。

在网络环境下强化高校护理英语辅助教学，不仅能够强化学生对英语知识的认知，而且还能够创设良好的学习情境，充分发挥建构主义英语教学优势，促使学生主动建构知识体系，坚持自主学习以及能动探索原则，有效开发挖掘潜能，培养学生探索精神。

五、合理运用多媒体教育技术

从定义上进行解读，多媒体教育技术一般是指将计算机技术作为核心，并辅助其他技术手段，包括视频、音频等，实现声音、图画等的结合，将教学内容以及动画集成到一起，然后通过投影仪以及展示台辅助设备呈现出来，具有较强的直观性以及快捷性，可以在相对较短的时间内实现知识与内容的传递。总之，多媒体教育技术属于现代化手段之一，是教育事业发展的有效支撑。

高校护理英语教学期间，采用多媒体技术手段，有助于创设动静结合的语言情境，还能够营造良好的交互学习氛围，在整个过程中强化学生感官刺激，将英语与多种技能有效融合到一起，从而发挥更大价值。现阶段，高校护理英语教育创新使教师面临更大挑战，要求教师清楚了解教学角色的转变，逐渐从单纯知识传授转变为学习引导，坚持学生主体原则，大力开展因材施教，在发挥学生能动创造性基础上，达成最佳教学效果。

（一）发挥多媒体技术在信息化英语教学中的优势

多媒体技术教学属于崭新教学手段之一，有助于教学效率提升以及教学质量优化，可以增强教学内容的丰富性，促使教师在搜索教学资源的前提下不断充实课堂内容，设计出更优质的教学课件，充分调动学生创造性，科学应用交际训练模式，更好地兼顾教学效率以及教学质量。此外，通过网络化教学还能够更好地推广信息资源。

1.运用多媒体技术辅助教学可激起学生的学习兴趣

目前，黑板教学已经难以充分满足学习者实际需求，不利于教学任务的顺利完成。传统高校护理英语课堂中，大部分学生学习过程相对呆板，而且教学氛围也较为单调枯燥，可以说是毫无生机的，这样学生学习兴趣会大大降低。若是在教学中引入多媒体技术，则教学内容可以得到活化，教学形式也更加多样化，有助于营造生动逼真氛围，实现英语教学内容呈现的图文并茂，增强英语教学的直观性，做到视听结合，给学生带来良好情感体验，有助于学生快速融入课堂，在积极参与教学活动中更好地锻炼记忆能力。具体来说，高校护理英语教师可以结合进度情况，合理划分教学重点。与此同时，高校护理英语教师需站在学生角度思考问题，合理设计教学课件。比如准备环节中，教师应指导学生自主搜集回答问题所需的资料，并自主提问问题，增强课堂氛围的活跃性。

相关研究结果显示，播放英文歌曲有助于激发学生热情，是学生比较喜欢的设计环节。与此同时，播放英文歌曲的时候，学生可以受到一定的音乐熏陶，进而激发热情，能够为后续知识学习奠定坚实基础。此外，学生欣赏歌曲时，还能够学习到更多的英语单词或者是优美句式表达，并了解歌曲文化背景，在潜移默化中受到教育。总之，多媒体设备在高校护理英语教学中的合理应用，能为学生呈现更佳的效果，以生动形象方式展示语言素材，从而在实践练习中深化主旨理解，大大提高学生听说技能。

2.体现了以学生为主体的发展思路

英语自主学习期间，学生必须要发挥自身主动性，转变被动学习方式，以更加主动的学习姿态激发参与热情。从某种程度上讲，英语教学属于语言教学，要想达到更突出的效果，应该将整个过程置于真实生动的环境中，确保课堂气氛始终是良好的、活跃的。基于此，学生不仅要以良好状态投入到日常学习中，而且还应该采取有效方式进行课外学习，及时发现问题以及解决问题。

在多媒体辅助下，高校护理英语教学应该充分发挥学生的主体作用，结合学生兴趣与语言学习水平，科学选择教学资源，大大提高学习效率。与此同时，学生应学会利用语言实验室以及网络自学中心等学校设备，发挥人机互动模式作用，借助标准语音语调及时纠正自己的错误发音，有效训练写作技巧，提升听力以及口语水平，调动学习热情。通常情况下，学生五项基本技能大大提升的过程中，学习潜能也会得到充分挖掘，进而增强学习效果，在寓教于乐中更好地学习。

3.有助于启发学生的英语思维创造能力，有效组织课堂信息

多媒体教学具有形式新颖活泼的特点，可以在一定程度上发挥多种教学手段的作用，增强视听结合教学效果，展现动静相兼的教学表现力，真正体现多层次效力。与此同时，多媒体技术辅助英语教学内容更加充实，在组合教学模式下开展教学，有助于学生体验积极向上的学习过程，进而帮助学生获取知识以及迁移知识，激发思维创新，产生浓厚学习兴趣。在掌握知识以及发展智力两者完美结合的背景下，学生英语思维可以得到有效激发，有助于学生创造能力培养，最终形成良性循环。当学生处于良好学习氛围下的时候，主体作用就可以快速得到发挥，这样就会有更多机会接触语言学习，提高自身语言运用能力，并增强记忆保持力度。如果新旧知识可以融会贯通，则持续学习能力就会得到大力培养，为学生英语素质水平提升提供有利条件。

高校护理英语教学准备期间,英语教师应该有效引入多种形式的信息元素，并适当穿插不同文化背景的知识介绍以及对话练习等，还可以设计互动问答环节等。与此同时，高校护理英语教学过程会受到多种因素的不同程度影响，信息元素展示情况可能会发生变化。凭借传统教学手段开展教学设计的时候，往往需要耗费比较多的精力，若是要从实际出发挖掘热点，并设计生动案例还是具有一定难度的。在计算机技术辅助下，英语教师可以结合教学需要实现参考资料的综合整理应用，进而依托多媒体技术的展现发挥积极作用，在一定程度上增强教学效果，对教学结构进行不断优化调整，并改善高校护理英语教学环境，营造良好学习氛围。

（二）将多媒体技术应用于信息化英语教学

1.重视多媒体网络技术应用培训

在网络教学模式被广泛应用的背景下，为了更好地提升教学效率，教师必须要学习计算机操作方法，并熟练掌握网络技术应用手段，对英语教学内容进行不断丰富，并拓展教学范围。从某种程度上讲，随着信息时代的发展，教师教学难度增加，不仅要提升自身网络资源筛选能力，而且还必须要树立信息敏感意识，对信息加工处理再进行科学应用。从高校角度出发，需要根据教师多媒体教学效率对教师进行培训，促使教师快速掌握网络辅助教学技术，并通过一系列评比活动，调动教师积极性，提升培训效率。

实际教学期间，高校护理英语教师必须强调学生个人发展，实现教师主导作用以及学生主体作用的结合。需注意的一点是学生自主学习不意味着教师作用减弱，也不是其形象的弱化，而是要求教师借助信息技术不断提升自身教学质量水平，在一定程度上开辟全新教学渠道，扮演好组织管理者角色，并发挥监督指导作用。

2.开展网络讨论活动与辅导

教师在英语教学前需要从网上收集大量信息背景材料，并指导学生借助多媒体网络实施自主学习，充分发挥语言实验室作用，实现人机交互，真正做到英语模拟训练以及网上交流。与此同时，高校护理英语教师还需借助多媒体平台实施分组讨论，围绕学习内容或者学习主题开展讨论，最终采用英语表达自己的观点，培养其处理问题能力。网上训练模式有助于学生应用所学知识，并展现自己的才能。小组观点陈述前，学生必须要做好充足准备，可以采取网上收集学习资料的方式，并进行组内意见分享，及时补充观点，细化主题，明确方向，真正学会用网络知识丰富知识体系，并培养英语综合能力。在小组讨论中，要求每个小组推选组员上台发言，接下来同组评价，完成评价后教师再结合展示内容及时指出问题，然后实施简要点评，最终评出优胜组，并给予一定的物质奖励或者口头表扬。

为了完善学生的知识体系，英语教师可以收集一些难度符合学生的课外英语阅读材料，指导学生完成课堂作业后阅读，从实际出发科学选择学习补充资料，充分体现层次教学思想，整个过程中，教师应发挥自己的指导作用，可以在黑板上进行适当指导以及讲解。在启发互助教学模式应用下，学生学习积极性将会得到大大提升，学习热情也更加高涨，可以快速提升学生发现问题能力以及解决问题能力。

3.在多媒体技术应用背景下挖掘更多训练手段

在学生常见的五项基本能力训练工作中，高校护理英语教师必须要创新训练手段，实现多种手段的相辅相成以及互为促进，在反复交叉中增强训练效果，综合提高学生水平。高校护理英语教师可借助互联网平台收集大量英语教学资源，包括意义深远的英文版影片以及英文歌曲等，通过英文语篇教学，借鉴时事热点，挖掘国内外新闻教学价值，拓展英语教学的知识面，在一定程度上扩大学生视野，促进学生情操培养，并有效锻炼学生的英语交际能力。多媒体技术应用中，高校护理英语教师必须要注意与课文中的相关知识点紧密联系到一起，不断深化教育思想，促进学生正确价值观顺利形成，养成良好人生观，为今后学习工作奠定坚实基础。

从某种程度上讲，网络多媒体高校护理英语教学，能够为教学活动提供便利，完善教学准备工作，丰富英语课后辅导内容，最终英语教学效果也非常显著。现阶段，促进现代网络技术手段的有效英语是有效改进教学环境的必然发展趋势之一，有助于英语教学发展水平的大大提升。

在信息技术不断推广应用的基础上，高校护理英语教师必须持续不断学习，增强自身知识储备，确保自身发展水平能够满足教学需求，保证自己熟练操作多媒体技术，充分发挥其在英语教学上的成效。当高校护理英语教师熟练掌握课本教学内容之后，还需要将多媒体技术有效融入其中，在了解运用技巧的前提下发挥信息资源优势，实现高校护理英语教学质量水平稳步提高。

在分析现代英语教学方向的时候，可以清楚得知，多媒体教学是重要发展方向之一，能够在一定程度上满足学习者多种需求，坚持学生为中心原则，顺应改革要求，促使师生完成角色转变。

4."互联网+"环境的英语翻译教学模式

英语作为当前形势下世界通用的语言之一，在国家间的经济贸易与文化交流中都发挥着非常重要的作用。目前，中国社会对翻译人才的需求很大，但大多翻译人才培养相对刚性，高校的教学已经渐渐无法满足社会对英语翻译人才的需求，因此现阶段大学翻译教学的模式迫切需要提升进步，为了将大学英语教学水平提高，必须进行教学模式的创新。

（1）"互联网+"技术影响下的英语翻译模式创新策略

①优化英语翻译课程体系。创新需要找到源头，只有从源头优化才能解决根本性的问题。大学英语翻译的教学模式源头就是翻译课程体系。解决这个问题需要教师经常举办翻译相关的英语讲座和翻译竞赛，这既可以帮助学生培养对英语翻译的兴趣，也可以通过比赛这种实践模式来提高学生的实际翻译水平。不断更新翻译课程体系，将其与实践活动相结合是迫切的需求。教师重视的点不局限于基础的翻译知识，而更应该将重心放在翻译的技巧与实践操作中。只有优化好课程体系，才能让大学英语翻译的教学更上一层楼，更加适应时代需求，培养更优秀的综合型翻译人才。②建立英语教学创新机制。在课堂上播放英文原声电影也是一种教学创新。受英语电影氛围的影响，教师可以教会学生从各个方面理解英语翻译。与学生一起观看电影，解释电影经典台词，分析电影中复杂的翻译原则和技巧，进而使学生的综合翻译能力、口语能力以及思维能力获得显著提升。③构建英语翻译实践平台。鉴于大学英语翻译实践平台建设中存在的障碍，现代信息技术的发展似乎可以解决这一问题。学生通过各种微课资源的开发应用，不再将英语的学习局限在一定空间和时间之内，因此学生有更多机会来练习英语翻译，同时可以有更多的实际应用机会，这些都能有效地提升学生口语以及书面翻译的水平。④阅读报刊提升翻译能力。阅读如《华盛顿周刊》或者《时代周刊》这样用词标准的著名期刊报纸可以有效地拓宽学生的视野，这种期刊具有单词复观率高的特点，非常适合高校学生的阅读。这些报纸的内容涉猎广泛，既有时事新闻，又有许多领域的主题，经常阅读可以有效提升学生的词汇量，培养其内化词汇的能力，较多重复的句式单词可以培养学生的语感，这样对期刊进行英汉互译可以显著提升学生个人的翻译知识与翻译能力。因此，阅读报刊是一种有效提升学生综合翻译水平的方式。⑤培养中西文化差异意识。中西文化的差异对翻译的影响非常之大，因此在教学过程

中，教师可以选取一些典型的例文来对这一现象进行演示，让学生可以直观地感受到这些差异带来的影响，从而让自己避免犯同样的错误。这包括了语言特色、文化特色、区域特色等等方面，只有学生提前有意识地接触并对此进行预防，才能更好地防止在翻译中出现由文化差异导致的翻译问题。

（2）打造全新的英语翻译教学模式

打造全新的翻译模式也是当前大学英语翻译课程的重要目标，一种被称为翻译工作坊的新模式值得思考。其内容是通过小组合作学习，每组学生完成各种教师分配的学习任务。这对学生的合作意识和英语学习的综合素质提升都有极大的帮助。

①创设情境。教师可以设置这样一个情境，如教师可以通过将教室分成几个带课桌的工作区来帮助学生模拟未来的工作环境。每个小组占用一个区域，配有一台电脑。学生可以在电脑上安装相关翻译软件进行辅助，在仿真环境中完成分配的任务。学生通过讨论交流，定期对工作成果进行演示。②分配任务。教师负责向小组分派不同的任务，小组以独立或合作的方式解决实际翻译问题。在指定的任务中，教师应在未来的工作中作为学生的上级进行必要的指导帮助，为学生澄清背景和翻译风格，提前指出有问题的翻译，以确保学生能够完成翻译任务，因为分配任务是通过群发的，因此可以极大地节省课堂时间。一些商务合同等最好可以用到翻译公司的真实材料，这样可以帮助学生熟悉应用型的翻译文本，同时这种模拟可以提前让学生适应市场需求。③完成任务。学生可以通过一些学术网站来对文本格式进行进一步的了解。因此文本的设置必须要准确，不能造成阅读上的障碍。学生小组通过自主学习，可以相互讨论合作来对译文进行修改调整，最后通过投票的方式选择翻译最贴切、合适的译文进行展示，要注意译文翻译的准确性和专业性，同时不要忽视其实用性。通常在说明书翻译的过程中如果学生遇到困难，可以先借助各种翻译软件或者电子词典进行术语的翻译，这样可以保证专业性，进而再去联系上下文将其他内容准确地表达出来。除了借用工具，学生也可以查找网上相关的资料或者向教师求助。通过多种渠道与方法的修改，最终可以得到更满意的译文。为了追求翻译作品的真实性，他们可以将翻译公司的运作过程带入课堂，学生可以扮演客户、项

目经理等角色。翻译人员的角色可以处理翻译公司可能遇到的各种业务，如合同修改、任务分配、翻译起草、编辑、排版、最终交付等。这些角色扮演还可以教会学生如何真正处理公司的业务。④反馈评估。在检查和接受学生的翻译后，教师可以向全班展示几套翻译，以供评估和分析，并让学生讨论这些翻译的优缺点，并为自己选择最好的翻译。

除了教师对学生的综合评价外，参与角色扮演的学生也可以进行打分评价，这也是验证学生翻译的实践能力的一项标准，学生的综合素质也可以通过这些评分来反映。当下的大学英语翻译教育要培养的是适应社会发展的全面的翻译人才，需要创新教学模式，推进教学改革，结合网络与各种实践活动来帮助学生培养英语翻译的综合能力。

六、提高教师信息素养

高校护理英语实际教学期间，大多数英语教师已经具备了较强的信息化意识，然而对信息知识难以全面掌握，技术操作手法也不够熟练，很难在短时间内提升信息软件综合应用能力，只有很少教师可以熟练应用现代信息技术，英语课堂教学以及信息技术两者的整合程度总体偏低。

在高校护理英语教师信息素养培养中，高校学校需要大力引进一系列资源开发设施，强化教师信息技术操作能力培训，并从实际出发进行软件创新，积极探索学生自主学习途径，从而更好地提升自身业务水平。

（一）实现信息教学方法多样性

高校护理英语教师应遵循英语教学发展规律，坚持学生为主体，认清学生学习地位，在一定程度上转换角色，充分激发学生兴趣，具备强烈的自主学习欲望，引导学生积极创造。与此同时，高校护理英语教师应充分发挥信息化教学手段的价值，为学生提供接触信息技术以及应用其开展教学活动的机会，达到学习者以及信息设备融合发展效果。

高校护理英语教师必须要学会运用形式多样的新型教学模式。究其原因在于单一化讲授式英语教学模式过于重视学生学习结果，忽视了教学过程，且如果学生只能够单纯掌握知识容量，不能对知识进行灵活应用，则很难适应社会发展趋势，也满足不了人才市场在选拔人才中的综合要求。基于此，学生应正确认识现代英语学习性质以及任务，转变学习中所扮演的角色，增强主人翁意识。教师是英语知识的重要讲授者，应该发挥学习引导作用，不能够错误地认为自己是教学主宰者。此外，教师在知识技能传授期间，应该教会学生怎样主动学习，并指导学生在已有的知识水平前提下不断创新，从而增强信息素养。

（二）教师信息技术操作实践培训

现代高校护理英语教学要求广大教师充分发挥信息技术作用，实现信息技术以及教学实际的有效结合，这就需要对教师实施定期培训，促使其掌握系统化信息技术教学方法，整合信息技术课程教学内容，这样信息技术就不会只发挥技术本身作用，有助于教学实践操作活动的顺利开展。尤其是对于一些比较常见的软件操作方法来说，必须要确保每个教师都能够全面掌握，在强化培训的基础上，熟练操作包括 WORD 以及 PPT 等在内的应用软件，能够顺利完成电子邮件收发，学会杀毒软件正确安装方法，并掌握网络引擎搜索步骤，能够科学播放视听媒介。在上述信息技术培训学习中，教师信息素养将会得到大大提升，从而弥补信息技术经验不足的弊端，增强信息实施能力。此外，高校护理英语教师还应该学会借助网络平台获取有用资源，包括通过搜索在线语料库以及专题性网站等，不断摸索教学实践技巧，丰富教学内容。

（三）强化高校护理英语教师的考评管理

强化高校护理英语教师的考评管理是提高教学质量、推动教师专业发展的重要措施。以下是关于如何强化高校护理英语教师考评管理的一些建议：

1.设立明确的考评指标

制定清晰、具体和可量化的考评指标，包括教学成果、课程设计与实施、学生评价等方面。考评指标应综合考量教师在教学过程中的知识传授能力、教学方法、学生管理能力以及对学生学习成果的影响等因素。

2.定期进行教学观摩

安排定期的教学观摩活动，让教师相互学习借鉴，共同提高教学水平。观摩可以选取优秀教师的教学案例，以及其他学科领域的创新教学方法，促使教师思考并改进自己的教学实践。

3.学生评价的参考

采用学生评价作为考评的重要参考之一。学生可以通过匿名问卷或面谈等形式向教师反馈意见和建议，评价教师的教学效果和态度。学生评价的结果可以作为教师考核的重要依据，但需要结合其他评价指标进行综合考量。

4.教学档案管理

建立教师教学档案，包括教学设计、教学材料、学生作业和考试题目等资料。这些教学档案可以作为教师教学质量的客观证据，并为评价教师的教学能力提供支持。

5.经常性的教学反思和交流

鼓励教师进行经常性的教学反思，总结教学经验，找到问题所在并加以改进。同时，组织教师之间的教学交流活动，分享教学心得和方法，促进教师之间的相互学习与成长。

6.提供培训和职业发展机会

为教师提供专业培训和学术进修的机会，提高教师的教学水平和学科素养。通过参加学术研讨会、教学研究项目等方式，帮助教师不断更新教学理念和方法，提高教学效果。

7.建立激励机制

通过建立激励机制，如教学成果奖励、晋升机制等，激发教师的积极性和创造力。同时，也要根据考评结果对教师进行奖惩，及时发现问题并给予必要的指导和支持。

参考文献

[1]易雪飞,申慧丽,涂罡.混合教学法在护理专业英语中的教改实践——以通过 NCLEX-RN 考试为任务导向[J].湖北经济学院学报(人文社会科学版),2023,20(3):150-153.

[2]王秋端.医学专门用途英语课程教学研究——以护理情境英语课程为例[J].卫生职业教育,2022,40(23):41-43.

[3]王宗忠,徐淑芹,周恩,等.护理人文英语微课设计与制作[J].中华护理教育,2022,19(11):981-985.

[4]吴贤雯.高职涉外护理英语口语教学研究——以影视配音教学法为例[J].太原城市职业技术学院学报,2022(8):138-140.

[5]王朝萍.高职英语课堂中多模态语篇意义构建研究设计——以高职护理专业医护英语课堂 PPT 演示为例[J].海外英语,2022(13):74-76.

[6]周玲,麦剑荣,陈惠英.某本科院校护理专业学生英语学习动机的实证研究[J].海外英语,2022(13):146-148.

[7]苗畅.基于等级考试的涉外护理专业英语教学改革——以雅思考试(IELTS)为切入点[J].安阳师范学院学报,2022(3):140-142.

[8]吴萌.聚焦护理英语课程教学改革培养国际化护理人才[J].科教导刊,2022(17):117-119.

[9]谢静.SPOC 混合式教学模式在高职教学中的应用研究——以高职护理专业英语听说课为例[J].大学教育,2022(6):170-173.

[10]王一婷,符丽燕."雨课堂"在护理专业英语教学中的应用[J].中国高等医学教育,2022(4):69-70,116.

[11]唐鹏琳,沈怡,林丽娜,等.交际语言教学法在护理英语教学中的应用[J].科教导刊,2022(3):44-46.

[12]张雨彤.高校涉外护理专业英语混合式教学探究[J].英语广场,2022(2):

105-108.

[13]胡晓莉,刘云,任颖,等."一带一路"背景下基于 OET 的护理英语课程改革探讨[J].卫生职业教育,2021,39(22):32-34.

[14]陈姝.基于 ESP 理论的高职护理专业英语课程实施研究[J].英语广场,2021(30):80-82.

[15]高小静.网易有道词典在医学英语线上教学中的运用——以我校三年制护理专业为例[J].海外英语,2021(17):44-45.

[16]徐健.POA 理论在高职《护理英语》教学中的应用[J].哈尔滨职业技术学院学报,2021(5):141-143.

[17]刘洁.以就业为导向的高职护理英语教学改革探讨[J].文化创新比较研究,2021,5(24):60-63.

[18]李艳微,包磊.多模态话语分析视角下的护理专业英语教学研究[J].中国医药导报,2021,18(22):75-78.

[19]刘子瑄,赵玺,孔馨逸.专升本护生护理专业英语情景式教学改革效果研究[J].英语广场,2021(21):76-79.

[20]黄庆华.基于 ESP 理论的护理专业英语教学改革探究[J].卫生职业教育,2021,39(13):77-79.

[21]管敏洁,薛谨,陶彦宏,等.独立学院护理专业学生英语学习及对策分析[J].英语广场,2021(19):110-112.

[22]梁静,易平.BOPPPS 模式下护理专业英语混合式教学与实践[J].成都中医药大学学报(教育科学版),2021,23(2):90-92.

[23]杨红,苏筱玲.教育生态视域下的医学院校大学英语语音教学探析——以涉外护理英语为例[J].大学教育,2021(6):138-140.

[24]王妹香,骆昱,陈燃,等.中医药高校护理英语口语互联网情景教学需求分析[J].中国中医药现代远程教育,2021,19(10):1-3.